Kursbuch 206
Impfstoffe

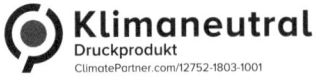

Klimaneutral
Druckprodukt
ClimatePartner.com/12752-1803-1001

Zum Ausgleich für die entstandene CO2-Emission bei der Produktion dieses Buches unterstützen wir den Betrieb eines Wasserkraftwerks im Virunga-Nationalpark im östlichen Kongo. Das Projekt trägt zum Klimaschutz bei, indem auf die Abholzung des tropischen Bergregenwaldes zur Holzkohle-gewinnung verzichtet wird und der Lebensraum der letzten Berggorillas in freier Wildbahn erhalten bleibt. Der gewonnene Strom wird in das lokale Stromnetz eingespeist und dient als Alternative zur Holzkohle.

Das Kursbuch erscheint viermal im Jahr.
Das Heft kostet einzeln € 16,–
Das Jahresabo (4 Ausgaben) kostet € 48,–
Im Internet: https://kursbuch.online

Kursbuch Kulturstiftung gGmbH
Miramar-Haus, Schopenstehl 15, 20095 Hamburg
Tel.: 0 40/39 80 83-0
V. i. S. d. P.: Peter Felixberger
© 2021 Kursbuch Kulturstiftung gGmbH, Hamburg

ISBN 978-3-96196-214-3
ISSN 0023-5652

Druck: Steinmeier GmbH & Co. KG, Deiningen
Printed in Germany

Zuschriften bitte per Mail an: kursbuch@kursbuch.online
Abonnenten-Service: abonnements@kursbuch.online
Pressevertrieb: PressUp GmbH, Wandsbeker Allee 1, 22041 Hamburg. www.pressup.de

Armin Nassehi
Editorial

Die Impfung ist die Hoffnung. Die Impfung ist nachgerade eschatolo-
gisch aufgeladen. Wird sie uns das Ende der Pandemie bescheren? Wir
hoffen es, aber zugegebenermaßen wissen wir es nicht. Das Virus ent-
zieht sich durch Mutation, der Impfstoff durch Bestellungs- und Produk-
tionsprobleme, und die Organisation des Impfens hätte auch effizienter
beginnen können. Das Impfen ist eine Technik, die einen Organismus
widerständiger macht, resilienter. Ein geimpfter Organismus kann be-
drohliche Informationen entschlüsseln und dagegen vorgehen. Immunsysteme können nur gegen Bedrohungen vorgehen, die sie kennen,
andere Bedrohungen registrieren sie gar nicht – Impfungen sind Informa-
tionsbeschaffungsmaßnahmen, sie klären einen Organismus auf, was
kommen könnte, und regen die Ausbildung von Antikörpern an.

In diesem *Kursbuch* geht es um solche Impfstoffe – aber nicht nur
um Impfstoffe im klassisch immunologischen Sinne, sondern auch um
andere Immunreaktionen und um die Frage, ob es dafür Impfstoffe
unterschiedlicher Gestalt geben kann. Im Interview mit der Germanistin und Medizinhistorikerin Martina King und im Beitrag von Philipp
Osten geht es um die Geschichte des Impfens als einer Geschichte der
Akzeptanz und des Zweifels. Josef Reichholf klärt über die biologische
Struktur von Viren auf. Sie seien keine Lebewesen, weder lebendig
noch tot und doch organisches Material, ohne das es kein Leben geben
könne – womöglich hätten sie sogar mit dem Ursprung des Lebens zu
tun. Viren haben etwas mit der Umweltanpassung von Organismen zu
tun, aber auch mit der Koexistenz von Arten, auch zwischen Tieren
und Menschen. Die vielleicht eindrücklichste Information: Wir kennen
bislang nur einen Bruchteil aller Viren.

Immunsysteme wirken an der Schnittstelle zwischen Arten, zwischen
Mensch und Tier, zwischen Gattung und Einzelwesen. Mit Schnittstellen
anderer »Natur« beschäftigen sich die Beiträge der Psychologin Juliane

Junge-Hoffmeister und der Bildungsforscherin Käte Meyer-Drawe. Sie gehen der Frage nach, welche Voraussetzungen gegeben sein müssen, um psychische Gesundheit zu ermöglichen, beziehungsweise welche Art von Bildung das Verhältnis des zu bildenden Individuums und seiner sozialen Umwelt so gestaltet, dass Autonomie und Sozialbezüge in ein ausgeglichenes Verhältnis gesetzt werden können. Beide zeigen, dass es keine eindeutigen »Impfstoffe« gibt, aber schon so etwas wie Sensibilisierungen zur Abwehr von schädlichen Einflüssen.

Überhaupt fällt auf, wie sehr der Topos begrifflich und metaphorisch stets ins Militärische, ins Kämpferische gerät – zumal es ja tatsächlich um aktives Abwehrverhalten geht. Oder ins Informatische. Michael Leitl zeigt, dass auch KI-Systeme Immunisierungen und Abwehrstrategien nur in dem möglichen Informationsspektrum verarbeiten können, für das sie programmiert sind beziehungsweise das in Datensätzen detektiert werden kann. Mein eigener Beitrag fragt nach gesellschaftlichen Immunsystemen.

Für die Intermezzi haben wir diesmal acht Autorinnen und Autoren die Frage gestellt: »Wogegen sind Sie immun?« Die acht Beiträge von Petra Bahr, Udo Di Fabio, Birte Förster, Kurt Kister, Lily Lillemor, Barbara Prainsack, Stephan Rammler und Hermann Unterstöger geben hier sehr unterschiedliche Antworten.

Heike Littgers Spotreportage beginnt und endet im Münchner Impfzentrum auf dem Messegelände in München-Riem. Die Stationen dazwischen führen sie in den Münchner Gasteig, in die Elbmarsch, nach Frankfurt am Main, Chemnitz, Erlangen und wieder zurück nach München – mit kurzen Reportagen über Stationen, die gerade alle gar nicht immun sind gegen das, was geschieht. Jan Schwochow schließlich führt grafisch vor, wie Informationen entstehen. Übers Impfen, vor allem, wie sehr die Information von der Darstellungsform abhängig ist. Es ist die erste Folge seiner neuen Kolumne.

Peter Felixbergers FLXX-Kolumne führt uns zu guter Letzt nach Berlin in das Jahr 2060. Nur so viel sei verraten: Der Rosenthaler Platz wird dann BioNTech-Kreisel heißen. Ist nicht weit weg von der Charité.

Ich bin immun gegen Pandemiemetaphern. Wann die Antikörper den Vollschutz ausgeprägt haben werden, weiß ich nicht. Spätestens, als jüngst das Syntagma von-den »seelischen Inzidenzen« aufkam, schaltete mein Sprachimmunsystem auf Abwehr. Im Feuilleton und im politischen Kommentar ging ziemlich lange durch, was in der Predigt unerträglich wäre. Auch von »Ansteckung« mag ich nichts mehr hören. Vor einem Jahr hätte die Infektanalogie der Affekte mich nicht mal aufmerken lassen. Jetzt kann ich von ansteckender Freude oder viral gehendem Hass nichts mehr hören, auch wenn mir dann und wann immer noch eins dieser notorischen Infektionsbilder durchgeht, es ist ja auch zu verlockend, sich der körperlichen Bedrohung durch metaphorische Verschiebung zu entledigen.

Krankheit als Metapher ist nur dann poetisch oder witzig oder tiefgründig, wenn der Bildgehalt auf eine bloß entfernte Buchstäblichkeit verweist. Schweben nicht nur Assoziationen, sondern Aerosole durch die Zimmer, Seminarräume und Kirchen, verliert der Übertragungsraum seinen Reiz. Aber halt, habe ich gerade Übertragung gesagt? Ganz so immun bin ich offenbar doch nicht. Der alte Hans Blumenberg hätte

5

milde die Augenbraue gehoben. Sprache ist nun mal sedimentierte Metaphorik. Trotzdem wehrt sich etwas mehr und mehr gegen die virologisch-medizinisch inspirierte Bilderlust. Die Konversionsappelle an die »moribunde Gesellschaft« und die Gesundungsempfehlungen mit ihrem vitalistischen Hintergrundsound hätten mich vor ein paar Monaten vermutlich nicht mal irritiert. Krank, müde, einsam – viele Diagnosen mit Bestsellerqualität machten auch vorher aus der Gesellschaft ein Wartezimmer mit diffusen oder präzisen Beschwerden.

Auch das intellektuelle Spiel mit der Maske und dem vormodernen Persona-Begriff konnte zu Anfang der Pandemie noch virtuos erscheinen, ein sprachliches Feuerwerk gegen die Ohnmacht in der Katastrophe, irgendwo zwischen Twitter-Kalauer und essayistischem Tiefsinn. Jetzt hängen die Dinger fein nummeriert an ehemaligen Adventskalendern oder Garderobenhaken und haben ihren philosophischen Resonanzraum eingebüßt. Die Krankheitsmetaphern kommen mit buchstäblicher Bedeutung zurück. Dagegen bin ich leider noch nicht geimpft.

Jan Schwochow

EINE QUELLE, ZWEI GRAFIKEN

Beim Umgang mit Daten und Quellen müssen Informationsgrafiker sehr vorsichtig sein. Insbesondere bei den Zahlen zu den verabreichten Impfdosen in jedem Land vergleichen wir Äpfel mit Birnen. Je nachdem, welche Daten und welche Darstellungsform wir wählen, erhalten wir sehr unterschiedliche Aussagen, wie die beiden folgenden Grafiken anschaulich belegen. Dieser Effekt wird durch eine tendenziöse Headline zudem noch verstärkt.

Die erste Grafik zeigt einen Zeitverlauf seit Ende letzten Jahres, während die zweite Grafik einen Tageswert darstellt. Obwohl hier jeweils die Zahlen auf 100 Einwohner je Land umgerechnet werden, lassen sich alle Länder nur schwer vergleichen. Auffallend in beiden Grafiken ist, dass Länder mit einer kleinen Einwohnerzahl logischerweise eher positiv dastehen, da sie mit wenigen Impfdosen recht schnell die Mehrzahl der Bevölkerung durchgeimpft haben. Israel mit nur rund neun Millionen Einwohnern war daher sehr schnell. Große Länder wie China und Indien gehen in diesen Grafiken unter.

Deutschland mit rund 83 Millionen Einwohnern hat bis zum 1. Mai über 20 Millionen Impfdosen verabreicht. Knapp ein Viertel der Bevölkerung hat bereits eine Erstimpfung erhalten. Nach Ostern wurde verstärkt begonnen, auch in den Arztpraxen zu impfen. Die Zahlen wurden von da an sehr schnell besser, und Deutschland steht heute besser da, als es uns durch einige Medien suggeriert wurde.

Am Ende kann nur das verimpft werden, was von den Impfstoffherstellern geliefert wurde. Liefermengen und Lieferzeiträume sind in diesen Grafiken nicht sichtbar. Die USA und das Vereinigte Königreich haben sich ausreichend und schneller mit Impfstoff versorgt als die EU. Dieses Geschehen wird in der oberen Grafik sichtbar. Die Pandemie ist aber ein globales Ereignis. Während die reichen und kleinen Länder im Laufe des Jahres durchgeimpft sein werden, müssen auch die ärmeren Länder nachziehen und mit Impfstoff versorgt werden. In Afrika ist bisher gerade mal ein Prozent der Bevölkerung geimpft.

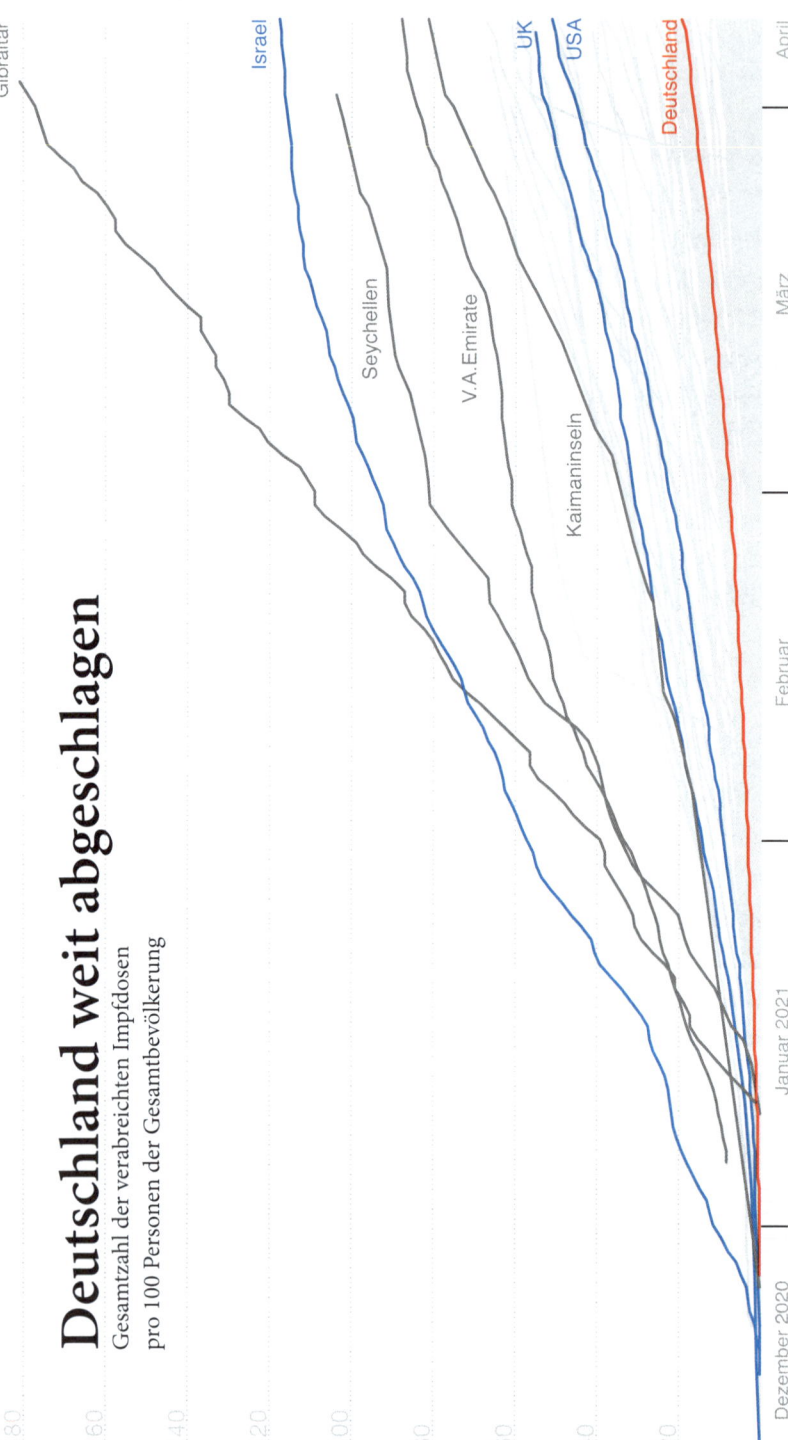

Deutschland weit abgeschlagen

Gesamtzahl der verabreichten Impfdosen
pro 100 Personen der Gesamtbevölkerung

Gibraltar

Israel

Seychellen

V.A. Emirate

Kaimaninseln

UK

USA

Deutschland

180

160

140

120

100

80

60

40

20

Dezember 2020

Januar 2021

Februar

März

April

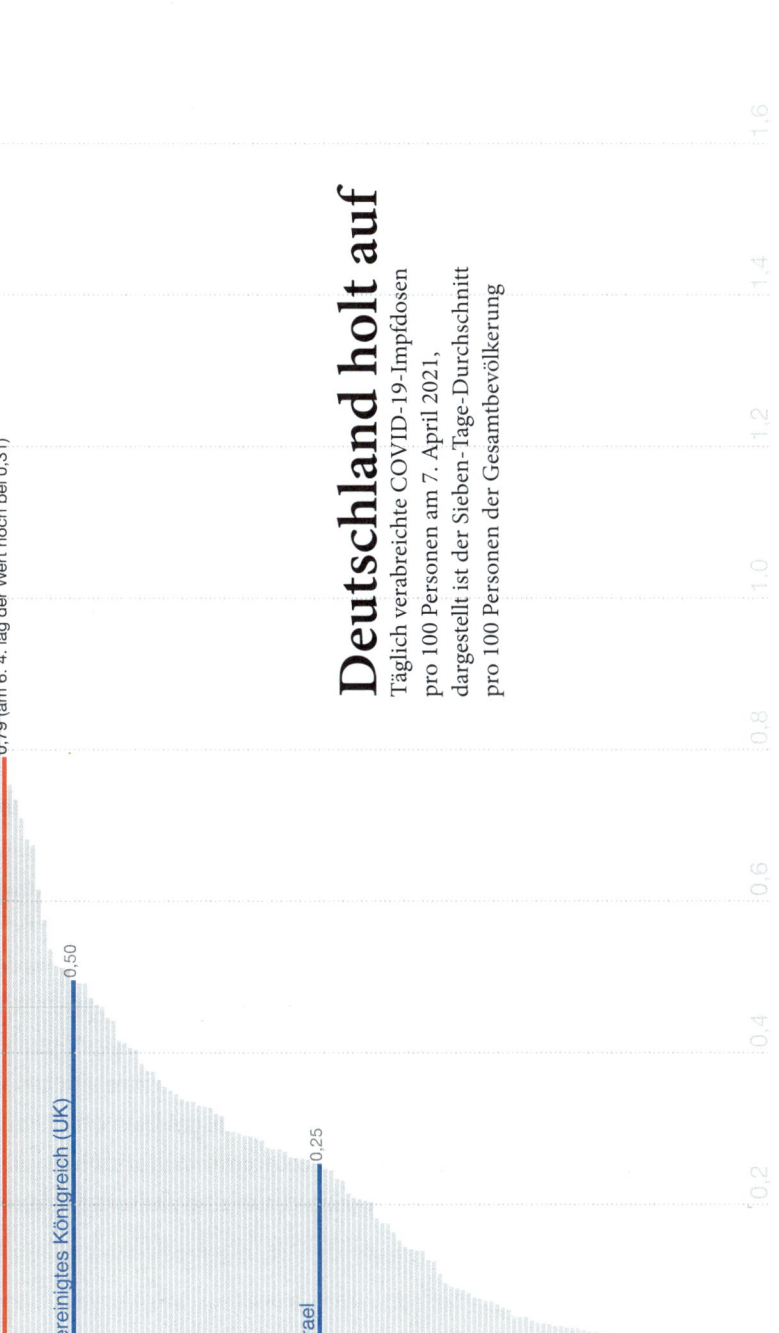

Deutschland holt auf

Täglich verabreichte COVID-19-Impfdosen pro 100 Personen am 7. April 2021, dargestellt ist der Sieben-Tage-Durchschnitt pro 100 Personen der Gesamtbevölkerung

Gibraltar — 1,85

USA — 0,91

Deutschland — 0,79 (am 6. 4. lag der Wert noch bei 0,31)

Vereinigtes Königreich (UK) — 0,50

Israel — 0,25

Dämonen, Heilige und Helden

Über Medizingeschichte und Literarisierung
des Impfens

Ein Gespräch mit der Germanistin und Medizinhistorikerin
Martina King

Von Peter Felixberger und Armin Nassehi

Kursbuch: Frau King, Sie sind Kinderärztin und Germanistin. Wie
kamen Sie zu dieser Doppelausbildung? Was hat Sie angetrieben?

King: Nach meiner fachärztlichen Ausbildung war ich unzufrieden,
habe deshalb noch Germanistik studiert und promoviert, parallel zur
ärztlichen Tätigkeit. Dann stellte sich die Frage der Habilitation, wodurch ich den Verbindungslinien zwischen Medizin und Literatur ein
weiteres Stück näherkam. Die Folge war eine Schrift über die Kulturgeschichte der Bakteriologie. Bei den Medizinhistoriker*innen war das
Thema brandheiß und eigentlich sehr gut erschlossen. Überhaupt nicht
beleuchtet war, dass Mikroben am Übergang vom 19. zum 20. Jahrhundert nicht nur in die Ritzen der Alltagskultur sickerten, sondern
daraus hervorquollen. Die illustrierte Massenpresse, Zeitschriften wie
Die Gartenlaube oder *Über Land und Meer* sind voll von Bakterien-
geschichten und Bakterienbildern. Jeder sucht sie im eigenen Bade-
zimmer; man hat diese Mikrobenfixierung als *epidemic entertainment*
bezeichnet. Da gibt es zur COVID-Pandemie erstaunliche Parallelen.
Sich auf das Unsichtbare als infektiöses Agens zu konzentrieren, ist
damals und heute ein großartiges Schauspiel, was mit vielen bunten
Bildern, heute mit bunten Kugeln, damals mit kleinen anthropomor-
phen Männlein einhergeht. Auch um 1900, als die Menschen begriffen,
dass sie von einer Welt kleiner, unsichtbarer Widersacher umgeben
sind, war es ein riesiges Medien-, Literatur- und Kulturspektakel, was

sich bis zu Kandinsky und den Dadaisten erstreckt hat. Nach der Habilitation über *Das Mikrobielle in der Literatur und Kultur der Moderne*, die Ende dieses Jahres unter diesem Titel als Buch erscheinen wird, habe ich mich noch intensiver der Kulturgeschichte zwischen Medizin und Literatur verschrieben. Es geht in meiner Forschung vor allem um Textualität, Poetizität und Medialität – und zwar von literarischen und medizinischen Texten. Jemand wie ich, mit einer Doppelausbildung, findet hier gut Platz. Ich wurde sowohl in Germanistik als auch in Medizingeschichte habilitiert, sodass ich an meinem Lehrstuhl hier in Fribourg ein gemischtes Team aus Medizinhistoriker*innen und Germanist*innen habe. Wir blicken sozusagen von zwei Seiten auf unsere Forschungsthemen.

Kursbuch: Gehen wir in medias res. Lässt sich eine beiderseitige Geschichtsschreibung im Umgang mit Impfstoffen erkennen und rekonstruieren?

King: Die Medizinhistoriker*innen haben das fabelhaft erschlossen. Es gibt sehr grundlegende Arbeiten über den Impfwiderstand im frühen 19. Jahrhundert. Oder über die Geschichte der Durchsetzung der Vakzination. Auch über die Durchsetzung der Pockenschutzimpfung rund um das Preußische Impfgesetz; ferner Arbeiten bis in die jüngste Vergangenheit, etwa mit der Durchsetzung der Masernimpfung in der DDR. Kulturhistorisch hingegen ist dieses Thema keineswegs gut untersucht.

Kursbuch: Was müsste man hinzufügen, um dieses Defizit auszugleichen?

King: Die kulturellen Dimensionen. Denn um 1800 gibt es noch keine institutionelle bzw. professionalisierte Medizin, sondern eine Gelehrtenmedizin; und insofern ist das Impfen automatisch auch ein kulturelles Thema. Medizinische Fragen werden unter anderem in philosophischen, gelehrten Zirkeln verhandelt; sie sind ein Thema der aufklärerischen Anthropologie. Lassen Sie uns über die Anfänge der Pockenschutzimpfung reden, genau genommen über den Entwicklungsprozess von einer hochriskanten Technik, der Variolation oder des »Blatternbelzens«, hin zur Vakzination. Das ist ein Vorgang von höchster kultureller Tragweite. Bis hin zu Goethe und Kant äußerten sich zahlreiche privilegierte Sprecher aus den gebildeten Schichten dazu. Die dazugehörigen Darstellungen, Grafiken, literarischen Texte und Medien waren äußerst populär.

Kursbuch: Es ging bei der Pockenimpfung natürlich um die Durchsetzung von Dingen, gegen die es Widerstand gab oder die sich nicht von selbst verstehen ließen.

King: Die erste Form des Pockenschutzes, die Variolation, ist die gezielte Inokulation mit dem Eiter einer Person, die nur leicht an Pocken erkrankt ist. Diese volksmedizinische Praxis stammt ursprünglich aus der Türkei, Griechenland und dem Orient. Die Frau des britischen Botschafters in Konstantinopel, Lady Mary Montagu hat das 1717 bei ihrem eigenen Sohn praktiziert und in ihren aristokratischen Kreisen durchzusetzen versucht. Im Orient konnte man beobachten, dass dort, wo in großem Maßstab inokuliert wurde, die Kindersterblichkeit abnahm. Der Diskurs war jedoch ausschließlich den Gelehrten und der Aristokratie vorbehalten, er verband sich mit dem grundsätzlichen aufklärerischen Erziehungsprojekt. Im Volk hingegen hatte sich unterdessen sehr starker Widerstand gebildet. Ein Kind bewusst dem Einspritzen von Eiter unter die Haut auszusetzen und dann zuzuschauen, wie das Kind Pocken bekommt, war kontraintuitiv. Es bildete sich folglich eine Trennlinie zwischen Aufklärung, finanzieller Kaufkraft und den weitgehend illiteraten Arbeiterschichten, die sich dagegen wehrten. Als etwas später dann Edward Jenner kam, eigentlich mit einer viel weniger gefährlichen Impftechnik, der Kuhpockeninokulation oder »Vakzination«, blieb die Durchsetzung schwierig, das Thema war und blieb kontrovers: Einerseits gehörte der Pockenschutz zur aufkeimenden öffentlichen Gesundheitsfürsorge und zur aufklärerischen Selbstsorge.

Andererseits gab es auch Aufklärer, die die Einheit und Ganzheit des humanen Subjekts durch die »Brutalimpfung«, also das Einspritzen von tierischem Eiter, bedroht sahen, allen voran der anthropologische Arzt Marcus Herz; auch sein Lehrer Immanuel Kant war dieser Meinung. In gewisser Weise waren das also Stimmen der intellektuellen Machthaber, die zunächst das neue bessere Verfahren torpedierten.

Kursbuch: Wir kennen die Impfskepsis in den gebildeten Ständen heute auch noch. Wie ist das zu erklären?

King: Es ist in der longue durée der Zusammenhang zwischen einem gebildeten Bürgertum und einer medikalen Dissidenz, die in der Naturheilkunde und in zahlreichen weiteren esoterischen Strömungen um 1900 ihren ersten großen Aufschwung erlebte; es scheint eine Entwicklungslinie von Bildung und Irrationalismus zu geben: Lieber teuer und vegan essen, als sich impfen zu lassen. Die Impfskepsis um 1800 wiederum hängt an anderen Dingen: zunächst am aufklärerischen Subjektbegriff und am Glauben an eine traditionelle, philosophischdeduktive Medizin, die man nicht der blinden Empirie überlassen möchte. Der Arzt müsse vielmehr den Gesetzen der Vernunft gehorchen. Und das bedeutet, dem Menschen kein tierisches Material zu injizieren, noch dazu von einem Rindvieh, das in der Scala Naturae viel weiter unten steht. Wenn man Jauche vom Rindvieh einimpfe, entstünden – in der Sprache der zeitgenössischen Ärzte – »Stockungen« und »Schärfen« bis hin zum Tod. Die Integrität des aufklärerischen Subjekts habe kein Kontinuum zum Tier. Diese Ängste setzten sich in die einfachen Bevölkerungsschichten hinein fort und wurden durch Karikaturen in frühen Unterhaltungsmedien und durch polemische Antiimpfschriften auch immer weiter befördert.

Kursbuch: Mit Edward Jenner scheint sich aber in der Frage der Brutalimpfung ein Fortschritt abzuzeichnen?

King: Jenner ist Landarzt. Ihm geht es um die Durchsetzung einer pastoral-ländlichen Medizinpraxis. Also gegen eine philosophische Medizin, die antiempirisch verfährt. Er argumentiert genau gegenteilig, dass es ein Kontinuum zwischen menschlichen und tierischen Krankheiten gebe. Deshalb könne man die Kuhkrankheit einsetzen, um den Menschen vor seiner Krankheit zu schützen.

Kursbuch: Was genau ändert sich dadurch in der Folge?

King: Zunächst kommt es in Deutschland zu einer Erstarkung der Medizinstatistik. Wissenschaftler widmen sich zunehmend der Pockenstatistik. Das ist der Beginn einer epidemiologischen Evidenzerzeugung, die es vorher so nicht gab. Pockensterblichkeit wird nach Regionen dokumentiert. Mit dem Ergebnis: Wo man vakziniert, kommt es zu einer überwältigenden Senkung der Mortalität. Was bedeutet, dass sich mit diesem Instrument der Staatskörper, die Untertanen und Soldaten gesund erhalten lassen. Die Napoleonischen Kriege spielen deshalb für die Impfdurchsetzung eine sehr große Rolle. In den süddeutschen Staaten kommt es sehr schnell zur Impfpflicht. Bayern zum Beispiel mit einem Impfgesetz schon 1807. Gleichzeitig kommt es zu einer richtig großen publizistischen Propagandawelle.

Kursbuch: Interessant ist, dass zur gleichen Zeit Hygieneplanung in Städten, ja eigentlich Stadtplanung insgesamt, entsteht. Damit einhergeht eine neue Bildungs- und Militärplanung und Architektur. Beobachten sich Gesellschaften fortan selbst ganz anders?

King: Hier beginnen eigentlich die Medikalisierung der Gesellschaft und eine gewisse Mathematisierung der Medizin. Hygiene- und Stadtplanung kommen allerdings erst in der Mitte des 19. Jahrhunderts richtig in Schwung. Die Statistik entwickelt sich zwischenzeitlich deutlich weiter, insbesondere nach der ersten Cholerawelle 1832. Das Empirische setzt sich allgemein durch. Vielleicht mit kleinen Rückschlägen in die Spekulation, etwa die sogenannte »naturhistorische Schule«, ein später Ausläufer der romantischen Medizin.

Kursbuch: Wie haben sich die Impfstoffe in der zweiten Hälfte des 19. Jahrhunderts weiterentwickelt?

King: Bis 1885 gibt es nur eine Impfung auf der Welt, die Pockenimpfung. Die Kuhpockenimpfung findet mit einer Lanzette am Oberarm statt. Einige Tropfen gelbliches Sekret aus einer Pockenpustel am Euter einer Kuh werden mit dieser Lanzette eingeritzt. Später hat man das Impfmaterial direkt aus der Pocke des menschlichen Körpers genommen, was zu einem standardisierten Verfahren, aber mit schrecklichen Folgen, führte. Denn es wurden häufig noch andere Krankheitserreger mit übertragen; Sepsisbakterien oder auch Syphiliserreger. Deshalb ging man vom humanen Kuhpockenmaterial wieder zurück zur Kuh. Auch weil die Syphilisskandale den Impfwiderstand im Volk erheblich befördert hatten. Gegen Ende des 19. Jahrhunderts entwickelt Pasteur bekanntermaßen die erste antivirale Impfung, wobei der Impfmechanismus noch unverstanden blieb. Jedenfalls war das eine Pioniertat gegen die Tollwut.

Kursbuch: Was passiert Anfang des 20. Jahrhunderts?

King: Ganz interessant. Obwohl sich im Laufe des 19. Jahrhunderts die Pockenimpfung als gut und wirksam erweist und die letzte große Pockenepidemie während des Deutsch-Französischen Kriegs 1871 ausbricht, kommt es zu immer mehr Widerstand gegen die Impfung. Die Impfgegnerbewegung entwickelt sich sogar zur größten medizinkritischen Bewegung aller Zeiten in Deutschland: Vereine, Dachvereine, Zeitschriften, Polemiken, Leute, die besonders im Kontext des preußischen Impfgesetzes von 1874 auf die Barrikaden gehen. Hier liegt eindeutig ein Ausgangspunkt der medizinischen Dissidenz bürgerlicher Bildungsschichten. Es kommt zu einer ersten groß angelegten Abkehr von der Schulmedizin, mit teilweise unglaublichen Methoden: Grauenhafte Fallbeschreibungen von Impfschäden zirkulieren, die oftmals erfunden, mit schlecht gemachten Illustrationen unterlegt oder sehr unzureichend dokumentiert waren – eine frühe Form der Fake News. Insofern gibt es hier klare Parallelen zu der Scheinwissenschaftlichkeit, mit der Coronaskeptiker heute in ihren medialen Milieus aktiv sind. Dieser Impfwiderstand ist eigentlich nur mit dem Aufstieg grünalternativer Medizinströmungen und Lebensformen zu erklären. Es ist die frühe Zeit der Frauenbewegung und der Emanzipation: Lou Andreas-Salomé, die Schülerin Nietzsches, einigt sich mit Rainer Maria Rilke darauf, dass man eigentlich nur barfuß laufen sollte.

Kursbuch: Stellt sich nach dieser Erörterung des Diskontinuierlichen trotzdem noch mal die Frage nach der Kontinuität. Die richtig Gebildeten wollen ja gar keine Empirie, sondern eher traditionsreiche Sätze bestätigen.

King: Die Kontinuität besteht eher im Publizistischen. So mischen sich Literatur und Gebrauchskunst auf ausgesprochen propagandistische Weise in den Impfdiskurs des 19. Jahrhunderts ein – und zwar mit einer zutiefst ambivalenten Grundstruktur, die sich bis heute hält: Die Vakzination wird janusköpfig, man dämonisiert oder man sakralisiert sie, man inszeniert sie als Heil und Hölle, weiße oder schwarze Magie. In der Folge kann man gar nicht mehr rational übers Impfen reden, und das zieht sich meiner Meinung nach bis in die Gegenwart. Wie fängt das an? Von Jenner ausgehend entwickelt sich in England eine Form der Auftragsdichtung, die den hohen, lyrischen Ton und gehobene Gattungen wie Oden oder Hymnen für ein medizinisches Praxisverfahren bemüht; die vielen Kitschgedichte »an Jenner«, später auch die überaus populären Impfdramen folgen generell zwei Grundmustern: Bukolik und Sakralität; so wird Jenner zum ländlichen Heiligen und das Landleben zur heiligen Idylle stilisiert. Diese Muster wiederholen sich auch in zeitgenössischer Gebrauchskunst, wo die Impfszene dem Modell der Heiligen Familie folgt; Jenner beziehungsweise der Impfarzt rückt in die Position des heiligen Joseph. Diese unterhaltungskulturellen Tendenzen breiten sich nach Frankreich aus, wo man beispielsweise 1836 ein propagandistisches Impfdrama für die einfachen Leute in 33 ländlichen Distrikten verteilt hat. Die Literarisierung der Vakzination zum Heil und zur Heiligkeit wird rasch zur Tradition, setzt sich in ganz Europa fort und ist eine bisher kaum erforschte Propagandawelle. Der junge Gustave Flaubert hat sich darüber so geärgert, dass er sich zu einem satirischen Drama hat hinreißen lassen: La Découverte de la Vaccine; es nimmt die Heiligung Jenners durch den Literaturbetrieb aufs Korn. Das Stück ist unvollendet und unpubliziert geblieben und niemand kennt es heute mehr; dennoch sagt Flauberts Ärger sehr viel über das Engagement des Literaturbetriebs in Sachen Impfpropaganda aus. Es gibt aber auch die Gegenseite, die dunkle Seite der janusköpfigen Präventionspraxis, etwa die vielen impfskeptischen Karikaturen aus England und Frankreich. Da werden beispielsweise Menschen dargestellt, denen nach der Impfung Kuhköpfe aus dem Körper wachsen (eine Übersetzung der Propf-Metapher ins Bild), oder die Impfung wird zum kinderfressenden Monster mit Kuhhörnern und Krokodilsrachen allegorisiert. Fazit: Wir haben es mit einer immens reichen Kulturgeschichte der Irrationalität zu tun. Eine longue durée der ästhetischen Stilisierung zum Heiligen und Dämonischen gleichermaßen. Diese Muster sehe ich heute wiederkommen. Die Impf-»Stoffe« und Impfnarrative sind jedoch bereits im 19. Jahrhundert angelegt, formatiert und medialisiert. Im 20. Jahrhundert ist die weitere kulturhistorische Entwicklung noch nicht erforscht. Diesem Desiderat versuche ich in meiner interdisziplinären Forschungsarbeit nachzugehen.

Kursbuch: Letzte Frage zur Aktualität der Ereignisse. Wenn Sie mit Ihren medizinhistorischen Kenntnissen heute auf das Impfen gegen COVID-19 blicken, was fällt am deutlichsten auf?

King: Wir sehen heute eine Deprofessionalisierung im ärztlichen Bereich, die sich auf das Verhältnis zwischen Arzt und Patient auswirkt. Auf der einen Seite ist da ein gewisser Autoritätsverlust der Ärzte, auf der anderen Seite die akademische Aufwertung anderer medizinischer Berufe. Wir erleben eine funktionale Differenzierung im medizinischen System, die überhaupt nicht funktioniert, weil Ärzte und pflegende Berufe auf gleicher Höhe angesiedelt werden. Alle müssen auf einer Ebene agieren, was aufgrund der unterschiedlichen Ausbildungen und rechtlichen Zuständigkeiten gar nicht möglich ist. Hinzu kommt das neue Autonomiebedürfnis des Patienten. Als Arzt oder Ärztin hat man heute ein mitgeliefertes Identitätsproblem, was massiv in die Arzt-Patienten-Kommunikation hineinspielt. Die Kontingenz dieser Kommunikation ist extrem hoch und führt zu diesem Chaos zwischen Impfbegeisterung und Impfskepsis. Ich sehe da die alten Muster einer Janusköpfigkeit, die bei der Pockenimpfung ihren Ausgang nimmt. Zu dieser Komplexität müssen wir jedoch einen Soziologen wie Armin Nassehi befragen.

Armin Nassehi: Dieser Satz gilt ja fast für jedes Problem (alle lachen) ...

Das Gespräch fand am 9. April 2021 per Zoom statt. Martina King in Bern, Armin Nassehi in München und Peter Felixberger in Erding.

IMMUN GEGEN WURFSENDUNGEN

Hermann Unterstöger

Um meine Immunität gegen Wurfsendungen auf die Probe zu stellen, habe ich mich eine halbe Stunde lang dem »Erreger« ausgesetzt: dem Konvolut von Werbeprospekten, das jeden Samstag im Briefkasten liegt. Nicht, dass dort nur Mist angeboten würde. Das LED-Solar-Erdmännchen von Norma (9,99 €) ist so wenig zu verachten wie die Akku-Kettensäge von Lidl (59,99 €) oder der Kohlrabi von Netto (0,55 €). Es ist nur so, dass bei mir keine Infektion stattfindet. Kohlrabi, Kettensägen und Erdmännchen kaufe ich, wenn mir der Sinn danach steht; aufgrund von Wurfsendungen nie.

Ich habe dieser Immunität Opfer gebracht, indem ich Backformen, die ich aktuell für 6,99 € bekommen könnte, aus einer Aufwallung heraus einst im Fachhandel für 14,95 € gekauft habe. Freunde legen mir das hin und wieder als Angeberei aus. Einer unterstellte mir einmal sogar, ich würde ihn dafür verachten, dass er Samstag für Samstag das Konvolut durcharbeitet und dann zu Edeka fährt, um Bayerischen Paprikabauch (100 g 1,89 €) zu kaufen.

Dabei war mir diese Immunität nicht an der Wiege gesungen. Als ich 14 war, kam ein Spielkamerad eines Tages mit einem Bumerang gelaufen. Ich hielt mit meinen Zweifeln, dessen Funktionieren betreffend, nicht hinterm Berg, wollte sie auch im Experiment belegen. Ich warf, und der Bumerang traf mich nach korrekter Schleife voll an der Stirn. Es mag medizinischer Unsinn sein, aber ich führe meine Wurfsendungen-Immunität darauf zurück.

Philipp Osten
Pockengift
Geschichten aus der Berliner Impfbibliothek

Bibliotheken und Archive sind derzeit nur eingeschränkt nutzbar. Der ungünstigste Zeitpunkt, so scheint es, nach Recherchemöglichkeiten in einem der Öffentlichkeit ohnehin nicht zugänglichen Bestand zu fragen. Ich hatte von der Berliner Impfbibliothek gehört, einer vor circa 60 Jahren in die Ostberliner Stadtbibliothek gelangten Sammlung. Wissenschaftliche Literatur sei darunter, und Impfgegnerschriften. Auf die war ich besonders neugierig. Die Antwort aus der Berliner Zentral- und Landesbibliothek kam postwendend. Volker Scharnefsky, der Betreuer der Historischen Sammlung, schrieb, einen Katalog gebe es nicht, aber er freue sich, ich sei seit Langem der erste Nutzer.

Eine Woche später saß ich in Berlin zwischen den Regalen und konnte mein Glück kaum fassen, in einer Zeit der geschlossenen Archive zwischen 4000 Sonderdrucken, Zeitungsausschnitten, Flugblättern, Doktorarbeiten und Büchern auf Französisch, Latein, Englisch und Deutsch. Das älteste Buch ist aus dem Jahr 1500, das jüngste von 1940. Der größte Teil stammt aus der Zeit zwischen 1721 und 1921. 1721 wurde zum ersten Mal vor der Royal Society über die Variolation mit Menschenpocken diskutiert, 1921 starb in Weimar der Leiter einer staatlichen »Lymph-Erzeugungsanstalt«. Seine Aufgabe war es, Kühe mit Kuhpocken zu infizieren, um wirksamen Impfstoff zu gewinnen. Auf diesen Arzt, Ludwig Pfeiffer, geht der größte Teil der Sammlung zurück. Nach seinem Tod gelangte sie zusammen mit Beständen anderer staatlicher Impfanstalten nach Halle und von dort nach Ostberlin.

Die Bibliothek repräsentiert die ersten 200 von 300 Jahren europäischer Impfgeschichte. Sie gibt nicht nur den ärztlichen Blick wieder.

Die Impfbibliothek bezeugt wissenschaftlichen Streit, politische Debatten und eine unübersehbare Zahl von Irrwegen, Lösungsansätzen und Problemstellungen. Dabei geht es nur um die Pocken. Eine Krankheit, die bei der Eroberung Amerikas 20 Prozent der dortigen Bewohner und in Europa etwa alle fünf Jahre ebenfalls etwa 20 Prozent der nach der jeweils vorangegangenen Epidemie geborenen Kinder tötete. Da ausschließlich Menschen sie bekamen und kein Tier, spekulierte Franz Anton Mesmer, der Entdecker des animalischen Magnetismus, der Ursprung der Pocken sei »anderswo zu suchen, als in der Natur«.[1]

In einer geschlossenen Bibliothek mitten im leeren Berlin zwischen zweiter und dritter Welle der COVID-19-Pandemie wirken einige der damaligen Debatten frappierend aktuell. Das erhöht die Versuchung, die Quellen aus der Perspektive der Gegenwart zu lesen. Das massive Medieninteresse an Seuchen der Vergangenheit ist ein Charakteristikum dieser Monate. Ein wenig scheint es von dem Wunsch getragen zu sein, auch diese Pandemie rasch zu den erledigten Plagen zählen zu dürfen. Das »Ende der Pandemie« bestimmt die Narration seit ihrem Beginn. »Diese letzte Strecke der Pandemie«, so wird die dritte Welle in politischen Osteransprachen genannt. Wie der brave Soldat Schwejk auf ein Wiedersehen nach dem Krieg »um sechs beim Kelch« hoffen viele auf die Zeit danach. »Stimmung! Es lebe die Nachkriegszeit! Denn bald wird sie wieder zur Vorkriegszeit ...«, sangen Wolfgang Neuss und Wolfgang Müller über die 1920er-Jahre. Einige ahnen: Eine Pandemie endet nicht abrupt mit dem Verschwinden eines neuen Erregers. Er wird sehr langsam variantenreich und endemisch.

Kurz nach der Spanischen Grippe hat Egon Friedell in seiner *Kulturgeschichte der Neuzeit* darauf hingewiesen: Jede Zeit bringt ihre eigenen Seuchen hervor. So konstruiert das klingt, abwegig ist Friedells These nicht. Die Pest kam mit den Handelsrouten. In Deutschland wurden die Pocken zum »Skandal des 18. Jahrhunderts«[2], als erstmals jeder Ort regelmäßig von Postkutschen angefahren wurde. Cholera wurde zur Seuche der industriellen Ballungsräume. Und Kriege waren immer Seuchentreiber. In Deutschland gab es die höchsten Tuberkulose-Todesraten in den 1940er-Jahren, kurz vor Entwicklung einer kombinierten Antibiotikatherapie. Danach spielte die Krankheit hier keine Rolle mehr. Dass heute noch Jahr für Jahr 1,5 Millionen Menschen an Tuberkulose sterben, anderswo, ist ein Skandal, der die Weltgemeinschaft nicht so sehr stört, als dass sie effektiv dagegen anginge.

Auch SARS-CoV-2 ist in der Form, in der wir seine Ausbreitung erleben, eine Seuche ihrer Zeit. Als HIV/Aids 1981 bekannt wurde, dauerte es fünf Jahre, bis der erste Antikörpertest eine Diagnose der Infektion erlaubte. Und dieser ELISA-Test war erst drei Wochen nach Exposition verlässlich durchführbar. 2020 gab es Antikörper-Schnelltests für SARS-CoV-2 auch nicht sofort. Aber bereits mit der internationalen Bekanntgabe des Erregers war seine Genomsequenz entschlüsselt. Der COVID-19-Nachweis erfolgte im ersten Jahr fast ausschließlich mithilfe von PCR-Tests. Nach vier Stunden liefern Massenspektrometer das Ergebnis. Diese Technik ist erst seit Kurzem bezahlbar und Teil der alltäglichen Diagnostik. Mit anderen Worten: Noch vor 20 Jahren hätte das Robert Koch-Institut den Pandemieverlauf anhand der Totenscheine und aus der Zahl der Patienten schätzen müssen, die mit Atemwegserkrankungen bei ihren Hausärzten vorstellig wurden. Symptomlose Überträger wären unbekannt geblieben. Und die Kurven hätten das Geschehen mit einer Verzögerung von mehreren Wochen wiedergegeben. Doch auch diese Zahlen wären dann aktuell gewesen. Wir sehen, was wir messen können. Die Hoffnung, Corona möge verschwinden, weicht der Vermutung, dass ein kontinuierlich angepasster Impfschutz die Vision vom Ende der Pandemie ersetzen könnte. Nur die wenigen Infektionskrankheiten, die ausschließlich von Menschen übertragen werden, könnten durch Impfungen dauerhaft zum Verschwinden gebracht werden.

Unsere Impfungen

Dieser Beitrag über die Geschichte der Impfungen basiert auf den Quellen der Berliner Impfbibliothek und handelt damit ausschließlich von frühen Debatten über die Pockenimpfung, deren tatsächliche Wirkweise die Akteure zunächst nicht kannten. Da aber auch einzelne Aspekte der aktuelleren Impfgeschichte Reflexionen auf die Gegenwart anregen, werden auf den folgenden Seiten kurz einige sozial- und wissenschaftshistorische Wendepunkte ihrer Entwicklung umrissen.[3] Heutige Impfungen beruhen auf ersten Vorstellungen von einer körpereigenen Abwehr, die seit den 1880er-Jahren aufkamen. Liegt es am Zeitalter des Wilhelminismus, dass die Begriffe der Bakteriologie klingen, als seien sie einem militärischen Jargon entsprungen? Wechselseitig flossen Begriffe aus der Seuchenbekämpfung in die Lingua Tertii Imperii und ihrer Vorläufer ein.[4] Nicht zufällig kam der NS-Propagandafilm *Robert Koch, der Bekämpfer des Todes*, versehen mit dem Ersten Preis der Filmfestspiele von Venedig, der Coppa Mussolini, im September 1939 zu Kriegsbeginn in die Kinos. In der Rolle des Bakteriologen Koch skandiert Emil Jannings:»Jetzt kenne ich den Feind! Nun kann ich die Waffe schmieden, die ihn vernichten wird! Und wenn ich dereinst fallen werde, werde ich meine Waffe weitergeben in die Hände derer, die nach uns kommen. Der Kampf beginnt und er wird nicht enden, bevor der Feind besiegt ist.«[5] Es war zweifellos nicht nur der Tuberkelbazillus gemeint.

Die Erkenntnis, dass Krankheiten von spezifischen Bakterien verursacht und nach einer gewissen Zeit von den Patienten überwunden werden können, führte zu der Vermutung, körpereigene Antikörper könnten nach dem Kontakt mit Erregern gebildet werden, sich vermehren und schließlich, wenn sie in genügender Zahl vorhanden sind, den Gegner neutralisieren. Wären die Antikörper schon vorhanden, bevor ein neuer Erreger in den Organismus eindringt, könnte er früh und ohne Symptome bekämpft werden. Sichtbar konnte eine solche Antigen-Antikörper-Reaktion schon um das Jahr 1900 gemacht werden.

Bald nutzte man sie zur Bestimmung von Blutgruppen und zur Diagnose der Syphilis.

Louis Pasteur und Émil Roux experimentierten mit Hühnern. Durch Trocknung, Erwärmung und mit Alkohol schwächten sie die Erreger der Geflügelcholera, sodass Hühner, die diese toten Bakterien gespritzt bekamen, nicht erkrankten und nach dem darauffolgenden Kontakt mit dem natürlichen Erreger genügend Antikörper gebildet hatten, um gegen die Geflügelcholera immun zu sein. Das war im Jahr 1880. Fünf Jahre später folgte die Entwicklung und Erprobung des ersten Impfstoffs ähnlichen Prinzips an Menschen, die von tollwütigen Hunden gebissen worden waren. Der Tollwutimpfstoff basierte auf einer Emulsion getrockneten Rückenmarks tollwütiger Kaninchen. Anders als die Erreger der Geflügelcholera war der Tollwuterreger ein Virus, und damit bis zur Entwicklung des Elektronenmikroskops Mitte des 20. Jahrhunderts unsichtbar.

Für die folgenden 40 Jahre blieben abgetötete Erreger die einzigen Impfungen neben der Pockenvaccine. Im Alltag wurde fast ausschließlich gegen Salmonellen und gegen Cholera geimpft. In Deutschland waren damals die meisten Impflinge Soldaten. Im Ersten Weltkrieg wurden alle Rekruten einmal gegen die Pocken geimpft und dann im Abstand von sechs Monaten immer wieder gegen die beiden Durchfallerreger, denn – das offenbarte sich unter den hygienischen Bedingungen militärischer Massenunterkünfte rasch – die Immunität hielt nach diesen Impfungen nicht lange an.

Immerhin gibt es seit 1890 ein Mittel gegen die Diphtherie. Die Krankheit führt zu Halsinfektionen mit massiven Schwellungen, an denen Jahr für Jahr im Deutschen Reich 50 000 Kinder erstickten. Kitasato Shibasaburō (1853–1931) und Emil Behring (1854–1917) verabreichten Pferden und Rindern ungefährliche Mengen des Diphtherietoxins. Sie steigerten die Dosis kontinuierlich, bis die Tiere genügend Antikörper in ihrem Blut gebildet hatten, um vielfach tödliche Dosen des Gifts zu neutralisieren. Innerhalb weniger Minuten heilte das Serum eines so vorbehandelten Pferdes akute Diphtherie bei Kindern. Die teure Serumgewinnung, für die sich die Marburger Behringwerke ganze Rinderherden hielten, zwang im Ersten Weltkrieg zur Entwicklung einer Impfung, die aus Toxin und Antitoxin bestand. Es war billiger, zu impfen, als große Mengen an Heilserum für Erkrankte vorzuhalten. Auch diese Impfung blieb bis 1918 fast ausschließlich Soldaten vorbehalten. Kinder standen nicht im Fokus. Jedenfalls in Deutschland. Im Jahr 1911 lag die Säuglingssterblichkeit zwischen 20 und 25 Prozent. Es ist – gleichauf mit Österreich-Ungarn und dem zaristischen Russland – die höchste in Europa. Die Knochentuberkulose war die häufigste Todesursache für Kinder zwischen neun und 15 Jahren, und in den großen Städten diagnostizierten ehrenamtliche Schulärzte bei einem Drittel der Erstklässler Zeichen der Vitamin-D-Mangelkrankheit Rachitis. Für beide Krankheiten waren enge, dunkle Wohnungen mitverantwortlich. Kinder waren in der Regel nicht krankenversichert, die meisten Frauen auch nicht, und Mutterschutzregelungen waren politisch nicht durchsetzbar.

Das änderte sich mit Beginn der Weimarer Republik. Die Sozialpolitik des Kaiserreichs hatte dazu geführt, dass die wenigen vorhandenen Kinderkliniken fast ausschließlich aus wohltätigen Stiftungen und Spenden finanziert wurden. Ihre Vermögen lösten sich in der Inflation auf. Die Einführung einer Grunderwerbsteuer füllte die kommunalen Kassen unerwartet schnell. Bei Geldentwertung kaufen Spekulanten Grundstücke.

Säuglingspflege, Mütterberatung und Jugendfürsorge wurden zu den wichtigsten Errungenschaften der Weimarer Republik. Sie sorgten innerhalb von sechs Jahren für eine Halbierung der Säuglingssterblichkeit, trotz Hyperinflation und Nachkriegsmangel.

Maria Loewe, eine Heidelberger Doktorandin Alfred Webers, beschrieb bereits 1922 den rasanten Aufbau der Jugendgesundheitspflege Mannheims.[6] Krankenhäuser wurden errichtet, und Statistiken beobachteten die gesundheitlichen Verhältnisse der Kinder immer genauer. Für Hamburg und München stellte sich 1921 heraus, dass in wohlhabenden Stadtvierteln 20-mal weniger Kinder an einer Masernerkrankung starben als in ärmeren.[7] Das Beispiel der Masern belegt die Rolle von Vorerkrankungen. Vor 100 Jahren lag das Risiko, an Masern zu sterben, zehnmal höher als heute. Im Deutschen Reich starben jedes Jahr 45 000 Kinder an der Infektion. Wenn Kinder mit Rachitis oder Tuberkulose in ein Krankenhaus kamen, infizierten sie sich dort regelmäßig mit den Masern der Mitpatienten. Oft war das ein Todesurteil. Mit wenig Erfolg (Masern haben einen Reproduktionswert von 14) gingen Kliniken mit Hygienekonzepten, Isolierstationen und Ambulatorien gegen die Übertragungen vor. Schwer kranken Kindern ohne Masernimmunität konnte ein Krankenhausaufenthalt nicht guten Gewissens empfohlen werden. Der Münchener Kinderarzt Rudolf Degkwitz kam auf die Idee, seinen gerade genesenen Masernpatienten Blut abzunehmen und es Neuankömmlingen prophylaktisch in die Gesäßmuskeln zu spritzen. Mithilfe der fremden Antikörper waren die Kinder für einige Wochen immun, und auch die Überwindung einer beginnenden Infektion förderten die Antikörper. Die Methode war ebenso hemdsärmelig wie effektiv. Sie geriet Anfang 2020 in Erinnerung. Das Blut von Genesenen aus Wuhan wurde nach Bergamo geflogen, und auch die monoklonalen Antikörper, die Herrn Trump vermeintlich so schnell genesen ließen, basieren auf diesem Prinzip. 1927 entwickelte Degkwitz aus seiner Methode erfolgreich eine passive Masernschutzimpfung.

Die Impfeuphorie der Weimarer Republik endete schlagartig im Jahr 1930 mit einer Katastrophe, die als Lübecker Totentanz in die Geschichte der Medizin einging.[8] Über elf Jahre hinweg hatten französische Ärzte am Institut Pasteur ab 1908 Rindertuberkuloseerreger abgeschwächt und daraus einen Tuberkuloseimpfstoff entwickelt, der zwar die Infektion nicht verhinderte, aber schwere Verläufe unterband. Der Lebendimpfstoff BCG (Bacille Calmette-Guérin) wurde der Nahrung beigemischt. In Deutschland probierten Mitarbeiter des Lübecker Gesundheitsamts die neue Impfung an Säuglingen aus. Sie wählten Kinder aus Vierteln mit besonders hohen Tuberkuloseinzidenzen. Doch die genutzte Impfkultur bestand aufgrund eines Laborfehlers aus echten Tuberkuloseerregern. 77 Kinder starben. Die BCG-Impfung wurde in Deutschland verboten. Über den anschließenden Prozess verfasste der Arzt und Reichstagsabgeordnete Julius Moses ein viel beachtetes Buch, das eine breite öffentliche Debatte über Menschenversuche, ärztliche Aufklärung und Einwilligung anstieß, die freilich 1933 endete. Die wahre Dimension der BCG-Forschung wurde spät aufgedeckt.[9] In tödlichen Menschenexperimenten an Kindern mit Behinderungen versuchten der Wiener Universitätsprofessor Franz Hamburger (1874–1954) und sein Assistent Elmar Türk während der NS-Zeit, die Wirksamkeit der BCG-Impfung zu bestätigen. In den 1970er-Jahren gehörte sie zu den häufigsten Impfungen, in der DDR bestand bis 1989 eine Impfplicht gegen Tuberkulose.

Die Impfung gegen Kinderlähmung war in der Zeit des Kalten Krieges Gegenstand eines Wettlaufs der Systeme. Bei den allerersten Impfungen mit einem Todimpfstoff kam es 1955 zu einem massiven Zwischenfall in den USA. In den Cutter Laboratories wurde eine Charge mit lebenden Poliokeimen ausgegeben. 56 Kinder bekamen Lähmungen an der Injektionsstelle, sechs starben. In der Sowjetunion und DDR setzten Forscherinnen und Forscher auf einen Lebendimpfstoff mit unschädlich gemachten Polioviren. Der Westen warnte: Der abgeschwächte Impferreger könne sich in eine virulente Form verwandeln. Doch kurze Zeit später gab es einen Richtungswechsel. Die Hintergründe hat die Pharmazeutin Sylvia Wagner im Jahr 2016 aufgedeckt: 1958 beantragte der Hamburger Neurologe Heinrich Pette bei der Bremer Gesundheitsbehörde, Experimente in einem Bremer Kinderheim durchführen zu können.[10] Ein Teil der Kinder solle geimpft werden, um die Gefahren des Lebendimpfstoffs zu begutachten und die Weiterverbreitung der Impfkeime unter den Bewohnern durch Schmierinfektionen zu beobachten. Als sich der Poliolebendimpfstoff als dauerhaft harmlos herausstellte, begann eine der erfolgreichsten Impfkampagnen der BRD. Sie wurde mit dem Slogan »Schluckimpfung ist süß, Kinderlähmung ist grausam« beworben.

Menschenpocken impfen

Die Geschichte des Impfens beginnt außerhalb Europas. Im Norden Indiens, im arabischen Raum und im Westen Afrikas existierte die Praxis, Kinder bei Pockenepidemien das Sekret Erkrankter unter die Haut zu ritzen, woraufhin nach einigen Tagen am Einschnitt eine oder mehrere Pocken entstanden. In China erfolgte die Impfung durch die Nase. Im günstigsten Fall blieb ein generalisierter Ausbruch aus. Die Kunde von dieser Methode erreichte die akademische Medizin Europas auf verschiedenen Wegen. Die bekannteste Überlieferung stammt von der Schriftstellerin Mary Wortley Montagu (1689–1762), deren Ehemann britischer Gesandter in Konstantinopel war. Als Kind hatte sie selbst die Pocken durchgemacht und ihren Bruder daran verloren. In der Türkei führte ihr eine Gruppe von Frauen die Inokulation von Menschenpocken vor. Eine komplexe Prozedur, bei der die Wunden des geimpften Kindes luftdicht verbunden wurden und die Impflinge für die kommenden Tage möglichst gut isoliert werden sollten. Wortley Montagu ließ ihre eigenen Kinder impfen und nutzte ihre gesellschaftliche Stellung, um die Methode in London bekannt zu machen. 1721 debattierte die Royal Society darüber. Damit erreichte die Inokulation die breite Fachöffentlichkeit der Theologen, Philosophen und Mediziner, und ein Reigen publizierter Gelehrtenbriefe war eröffnet. Variolation nannten Mediziner das Verfahren, nach *variolae*, dem lateinischen Wort für die Pocken. Auch ein deutscher Name war bald gefunden. Belzen oder Pfropfen – analog zu der Veredelung eines krankheitsanfälligen Obstbaums.

Aufgeklärte Mediziner wie der Wittenberger Botaniker und Arzt Abraham Vater (1684–1751) gestanden, dass ihnen die Methode wie ein überkommenes Element der antiken, mittelalterlichen Dreckapotheke vorkam, in der tierische und menschliche Sekrete als Arzneimittel verwendet wurden. Es erinnere ihn an die archaische Praktik, fauliges Fleisch auf offene Wunden zu legen, schrieb Vater.[11] Dennoch war er einer der ersten Fürsprecher der Methode in Deutschland.

Die Erprobung begann. Aus der britischen Kolonie Boston meldete sich der puritanische Geistliche und Sklavenhalter Cotton Mather (1663–1728). Er hatte, weil der in den Paulusbriefen überlieferte Sklave des biblischen Paulus so geheißen hatte, einen Sklaven Onesimus genannt. Der Mann war aus Westafrika in das koloniale Boston verschleppt worden. Der Wert eines Sklaven erhöhte sich damals, wenn er die Pocken überstanden hatte. Auf Mathers Frage, ob er die Pocken gehabt habe, antwortete der Mann mit »Ja und Nein« und berichtete von der Inokulation der Kinder in seinem Heimatort. Er zeigte die entsprechende Narbe. Mather hatte die Unterredung 1716 in seinem Tagebuch vermerkt. Unmittelbar nach der wissenschaftlichen Erörterung vor der Royal Society, die 1721 mit einer Pockenepidemie in der nordamerikanischen Kolonie zusammenfiel, initiierte Mather in Boston die Erprobung der Inokulation. Er überließ sie dem Chirurgen Zabdiel Boylston (1679–1766), der zunächst mit zwei seiner Sklaven experimentierte und dann seinen Sohn inokulierte. Boylstons Berichte legen nahe, dass die Impfung in der Bostoner Pockenepidemie ein Erfolg wurde.

Bei einer gewöhnlichen Pockenepidemie starben 17 bis 21 Prozent der Erkrankten. Mitte des 18. Jahrhunderts starben an der Inokulation etwas über ein Prozent der Geimpften. Insgesamt etwa fünf Prozent der Geimpften durchlebten eine generalisierte Pockenkrankheit. In heutigen Beipackzetteln werden Beschwerden, die bei mehr als jedem hundertsten Patienten auftreten, als häufige Nebenwirkungen aufgeführt.

Der Hamburger Arzt Johann Albert Heinrich Reimarus (1729–1814) empfahl eine sorgfältige Vorbereitung des Impfstoffs und prangerte an, dass die Inokulation für versklavte Menschen ungleich gefährlicher war. 4,3 Prozent der 1752 in Boston geimpften Afroamerikaner starben durch die Impfung, bei den zeitgleich geimpften Weißen waren es 1,3 Prozent.[12] Der Sklavenhandel spielte bei der Verbreitung der lebensgefährlichen Methode auf dem nordamerikanischen Kontinent eine Schlüsselrolle. Da geimpfte Menschen teurer gehandelt wurden, ließen Sklavenhalter die Kinder ihrer Landarbeiter impfen, und das Sekret wurde vor der Impfung weißer Kinder an ihnen erprobt.

In Europa beherrschten die Schriften von Theologen und Philosophen die Debatte über die Inokulation. Ihre Briefe argumentierten gegen den Gedanken, die Impfung mit Menschenpocken sei eine unzulässige Auflehnung gegen die Hand Gottes. Unter den Schriften der Berliner Impfbibliothek findet sich freilich keine Stimme, die diese Ansicht vertritt. Die Variolation war trotz der hohen Todesrate ein Projekt der Aufklärung.

Es ist eine quälende Vorstellung, dass Eltern ein Kind in dem Bewusstsein zur Variolation brachten, dass es in einem Prozent der Fälle daran sterben wird. Selbst wenn man sich vergegenwärtigt, dass eine potenzielle echte Pockenerkrankung jeden Fünften tötete und bei den Überlebenden lebenslang Narben hinterließ.

Dafür, dass Ärzte und Eltern das erhebliche Risiko überhaupt in Erwägung zogen, war ein Konzept der Pockenkrankheit verantwortlich, das erheblich von heutigen Vorstellungen abwich. Es beruhte auf der Annahme, dass jeder Mensch an den Pocken erkranke. Mediziner gingen davon aus, dass das Gift der Pocken in jedem Menschen vorhanden sei und der Zeitpunkt eines Ausbruchs der Krankheit nur eine Frage der Zeit. Tatsächlich waren die Pocken so ansteckend und überall endemisch, dass der Eindruck entstand, ausnahmslos jeder bekomme sie. Unter Ansteckung verstanden Geistliche, Chirurgen und Ärzte das Erwecken eines bereits vorhandenen Gifts, das jedem Menschen innewohnt. Massenausbrüche passten also ins Konzept. Die Pockenlymphe eines Erkrankten mithilfe einer Impflanzette unter die Haut zu ritzen war der Versuch, die Pocken an einer isolierten Stelle des Körpers zu entfachen, in der Hoffnung, der Ausschlag bleibe auf den Ort des Einschnitts begrenzt.

Im Heiligen Römischen Reich Deutscher Nation blieb die Inokulation weitgehend höhergestellten Familien und den Kindern ihres Umfelds vorbehalten, und damit jener Personengruppe, die akademische Ärzte konsultierte. Um 1760 erreichte die Praktik das städtische Bürgertum.

Zunächst blieben Mediziner im deutschsprachigen Raum der Variolation gegenüber skeptisch. Dennoch forderten sie entschiedene Maßnahmen gegen die Pocken. Ab 1786 veröffentlichte der badische Mediziner Johann Peter Frank (1745–1821) sein in neun Bänden erschienenes *System einer vollständigen medizinischen Policey.* Das Werk, das der Medizinhistoriker Eduard Seidler als Monument des aufgeklärten Absolutismus bezeichnet hat, wurde zum Katechismus der öffentlichen Gesundheitspflege. Mit den Methoden des Kameralismus sollten Fürsten die Gesundheitsverhältnisse ihrer Untertanen erfassen. Statistik gehörte ebenso dazu wie das Wissen um die Krankheiten und ihre Verhütung. Frank machte klar, dass die Abwesenheit von Krankheit auch Wohlstand für die Fürsten bedeutete. Die Beispiele waren zahlreich. Die Arbeitskraft eines Krätzigen war gering, wenn seine Hände von Milben durchzogen waren. Wer Krankheiten wirksam bekämpfen wollte, musste sie zentral erfassen und ihnen Regeln entgegensetzen. Franks Lehre machte Schule. Um die Wende zum 19. Jahrhundert bildeten in immer mehr deutschen Staaten die Leibärzte der Fürsten Medizinal-Kollegien, die den Innenministerien unterstanden. Zunächst verfassten sie nur Gerichtsgutachten, bald machten sie sich die Überwachung gesundheitlicher Belange der Bevölkerung zur Aufgabe, die bis ins Private reichte. Wundärzten wurden staatliche Examina abverlangt. Kreisphysici und Landvogteiärzte wurden eingestellt und erstatteten Bericht über Arzneimittelhandel, Geistheilungen und Krankheitsausbrüche.

Dieses immer enger werdende Netz medizinischer Überwachungsmaßnahmen, und nicht die Impfung, brachte die erste Utopie von einer Ausrottung der Pocken hervor. 1800 veröffentlichte ein schlesischer Kreisarzt eine Serie von Briefen an Friedrich Wilhelm III., in denen er die Möglichkeit der gänzlichen Blatternausrottung entwarf, wenn folgende Maßregeln befolgt würden: Jeder Pockenkranke wird dem Kreisarzt angezeigt, er und seine Kontaktpersonen werden isoliert, die Leichen werden ohne Begleitung bestattet, Lehrer und Geistliche werden geschult, die entsprechenden Kontrollmechanismen auszuüben, über alle Pockenfälle wird Statistik geführt, und Geimpfte unterliegen denselben Quarantänemaßnahmen wie Erkrankte.[13] Konsequente Eindämmungsmaßnahmen, das hatte 1714 die Pest gezeigt, konnten eine

Seuche weitgehend zurückdrängen. Doch die hoch ansteckenden Pocken mit ihrer vierzehntägigen Inkubationszeit widersetzten sich dieser Hoffnung.

Die letzte Studie über die Impfung mit echten Menschenpocken stammt von Christoph Wilhelm Hufeland (1762–1836). Der spätere Leibarzt des preußischen Königs und erste Dekan der Medizinischen Fakultät der Berliner Universität hatte kurz zuvor seine *Kunst das menschliche Leben zu verlängern* verfasst. Ein Gesundheitsratgeber, der unter dem Titel *Makrobiotik* Auflagen biblischen Ausmaßes erfuhr. Nun wollte er Ähnliches mit einem Buch über Kinderkrankheiten wiederholen. Die dritte Auflage seines Pockenbuches erschien 1799, drei Jahre nach den ersten Versuchen mit Kuhpocken in England. Es beschreibt einen Pockenausbruch in Weimar. Seine Ursache, das lag für Hufeland auf der Hand, lag im Klima des Jahres 1792. Als die ersten Berichte über Pockenfälle in der Ferne eintrafen, wurden die Kinder des Großherzogs geimpft, mit Erfolg, wie Hufeland behauptete. Der Junge habe 200, die Prinzessin knapp 100 Pocken entwickelt. Danach inokulierte Hufeland 54 weitere Kinder mit Menschenpocken. Das Ritual begann mit der Verabreichung von Hoffmanns Pockenpillen, die aus Weingeist, Quecksilber, Zucker und Semmelkrume bestanden. 0,75 Gramm Quecksilber auf eine Pille, die Kinder bekamen pro Lebensjahr eine. Hufeland war sicher, im Quecksilber liege »eine das Blatterngift entkräftende, ihm entgegenwirkende Kraft«.[14] Blasse Kinder sollten vor der Impfung in Chinarinden-Aufguss baden, Chinarinde, dessen Wirkstoff Chinin Grundbestandteil des von Donald Trump so nachdrücklich gegen COVID-19 empfohlenen Hydroxychloroquin ist, war als altbekanntes Fiebermedikament die damals gebräuchlichste Arznei zur Behandlung der Pocken.

Für die Impfung nutzte Hufeland frische Pockenlymphe, die er in die Haut ritzte oder mit einem Pflaster auftrug. Bevorzugt vormittags, denn er glaubte, da sei die »Einsaugungskraft stärker«. Die derart von Hufeland geimpften Kinder bekamen zunächst eine Pocke an der Impfstelle. Dann entwickelten sie in der Regel 500 bis 1000 Pocken. Mit anderen Worten, sie präsentierten das Vollbild der Menschenpocken. »Die Menge der Blattern war im ganzen genommen zahlreicher, als man bey inocculierten Blattern gewohnt ist«, gestand Hufeland.[15] Tatsächlich war das Ziel der meisten Impfärzte, durch die Impfung eine beziehungsweise wenige Impfpocken zu erzeugen. Sie bevorzugten alten, getrockneten Eiter, Hufeland dagegen frische, »wohlgekochte« Materie. Das bedeutete für ihn, den Inhalt einer reifen Pockenblase eines fiebernden Erkrankten zu nehmen. Nur dann sei sicher, dass die Impfung auch wirke. Hufeland, der so sehr von sich überzeugt war, dass ein zu seinen Lebzeiten erschienenes Lexikon über ihn schrieb, die schönste Auszeichnung »mag der große Mann wohl in seinem Selbstbewusstsein gefunden haben«,[16] fand mit seiner radikalen Pockenimpfung glücklicherweise kein breites Echo. Da Pocken und Windpocken erst Jahrzehnte später eigenständige Beschreibungen erhielten, wird gelegentlich mit Windpocken geimpft worden sein. Vor Pocken schützte das nicht. Aber es war nicht so gefährlich.

In Großbritannien dagegen hatte sich die Variolation auf breiter Basis durchgesetzt. Nach Adel und städtischem Bürgertum, die akademische Ärzte konsultieren konnten. Doch auch Kritik wurde laut. Die Impfung trage die Pocken durch das Land. In der Provinz Madras (Britisch-Indien) diente die Inokulation der einheimischen Bevölkerung gleichsam dem Schutz der Ostindien-Kompanie wie der Durchdringung regionaler Strukturen. Bis 1802 wurden dort angeblich 26 000 Menschen mit Menschenpocken geimpft. Die Methode selbst sorgte für wenig Aufsehen, war die Inokulation zum Erstaunen der Mediziner bereits vor der Inbesitznahme durch die Europäer dort etabliert gewesen.[17] Allerdings mit einem bemerkenswerten Unterschied. Man hatte nur dort zur Variolation gegriffen, wo eine Epidemie bereits unabwendbar schien.

Kuhpocken impfen

Kuhpocken befielen Vagina und Euter der Kühe, waren ansonsten aber ebenso harmlos wie unbeliebt. Wer eine befallene Kuh melken musste, bekam bald selbst schmerzhafte große Blasen an den Fingern, die dauerhafte Narben hinterließen, sogenannte Melkerknötchen. Bauernfamilien fiel auf, dass Menschen mit Melkerknötchen nie an den Menschenpocken erkrankten. Mediziner merkten das vor allem daran, dass es nicht gelang, sie erfolgreich mit Menschenpocken zu impfen. Das Zeichen für den Erfolg der Impfung, die Impfpocke, blieb aus. Ein Lehrer aus Laboe an der Ostsee propagierte 1792 die Impfung mit Kuhpocken, einzelne Bauern versuchten, Familienmitglieder absichtlich zu infizieren, um sie gegen Menschenpocken zu schützen.[18]

1796 wagte der englische Arzt Edward Jenner (1749–1823) ein wissenschaftliches Experiment. Er ritzte dem Sohn seines Gärtners die Lymphe einer Kuhpocke unter die Haut, beobachtete nach sechs Tagen eine Impfpocke und führte etwas später eine Variolation bei dem Jungen durch, die erfolglos blieb. 1799 publizierte er über diese und 21 weitere erfolgreiche Impfungen mit Kuhpocken. Da Kuh auf lateinisch Vacca heißt, nannte er seine Methode Vaccination. Das Wort hat sich als Begriff für alle Arten von Impfungen durchgesetzt. Auch auf den Phiolen der gentechnisch ganz ohne Mitwirkung von Rindern hergestellten mRNA-COVID-19-Impfstoffe steht das Wort Vaccine.

Jenners Entdeckung wäre ohne die 80-jährige Geschichte der Variolation kaum möglich gewesen. Für die Vaccination konnte er exakt dieselbe Applikationsmethode nutzen. Der Menschenversuch an einem Kind erscheint vor dem Hintergrund der gängigen Pockeninocculation nicht außergewöhnlich, nur wenige, wie der Berliner Arzt Marcus Herz (1747–1803), kritisierten das Humanexperiment. Keine Entdeckung hat sich annähernd so deutlich auf die Demografie ausgewirkt wie Jenners Pockenvaccination. Während die deutsche Übersetzung erstellt wurde, die 1799 in Hannover erschien,[19] bemühten sich überall in Europa Mediziner, seine Kuhpockenimpfung nachzumachen. Allein, es fehlte an

Kühen mit der entsprechenden Krankheit. Die Revolution begann mit einem Mangel an Impfstoff. Seine Herstellung sollte für die kommenden 100 Jahre Gegenstand unzähliger Debatten sein.

Nicht einmal vier Jahre nach Jenners Veröffentlichung führte Bayern die Pockenimpfung offiziell ein. 1807 gehörte es gemeinsam mit Hessen zu den ersten Staaten weltweit mit einer Impfpflicht. Die Kuhpockenimpfung fiel in die Zeit der Napoleonischen Kriege, in deren Folge auf dem Territorium des sich auflösenden Heiligen Römischen Reichs Deutscher Nation jeder dritte Einwohner mindestens einen Herrschaftswechsel erlebt hatte. Für das Nation-Building Bayerns, das erstmals als geschlossener Flächenstaat aus dem Reichsdeputationshauptschluss hervorgegangen war und seine Bevölkerung in kurzer Zeit nahezu verdoppelte, spielte die Vaccination eine zentrale Rolle. Die Impfungen wurden von staatlich bestellten Impfärzten durchgeführt. Diese unterstanden dem Innenministerium. Für fast alle Familien war es der erste Kontakt, den sie in ihrem Leben mit einem akademischen Arzt haben sollten. Die Medikalisierung ging mit der Erfassung einher. Um ihre Impflinge zu identifizieren, konsultierten die Impfärzte Kirchenbücher. Die so erstellen Impflisten wurden die ersten Einwohnerregister. Dass Bayern bald darauf begann, eine allgemeine Wehrpflicht einzuführen, sei nebenbei erwähnt.

Acht Tage nach der Impfung mit dem klaren Inhalt einer aufgestochenen Pockenblase vom Euter einer Kuh musste der Impfarzt nachsehen, ob eine Pocke entstand, die Impfung also gelungen war. Erfolg oder Misserfolg vermerkte er in den behördlichen Impflisten. Impflinge mit prall gefüllten Pockenblasen begleiteten den Arzt dann in den Nachbarort, wo die Pocken mit einer Nadel oder mit einem kleinen Klappmesser, der Impflanzette, aufgestochen wurden. Der entnommene durchsichtige Eiter wurde dem nächsten Kind in zwei oder drei kurzen Schnitten unter die Haut des Oberarms geschoben. Ziel war, möglichst viele Kinder mit den Impfpocken ihrer Gleichaltrigen zu impfen.

Da die Impfung von Kind zu Kind der seit mindestens einer Generation bekannten Variolation ähnelte, stieß sie auf weit weniger Skepsis als die Tatsache, dass der ursprüngliche Stoff von einer Kuh stammte. Dass mit Körperflüssigkeiten auch weniger ansteckende Krankheiten wie die Syphilis übertragen werden konnten, begann man erst in den 1830er-Jahren zu ahnen.

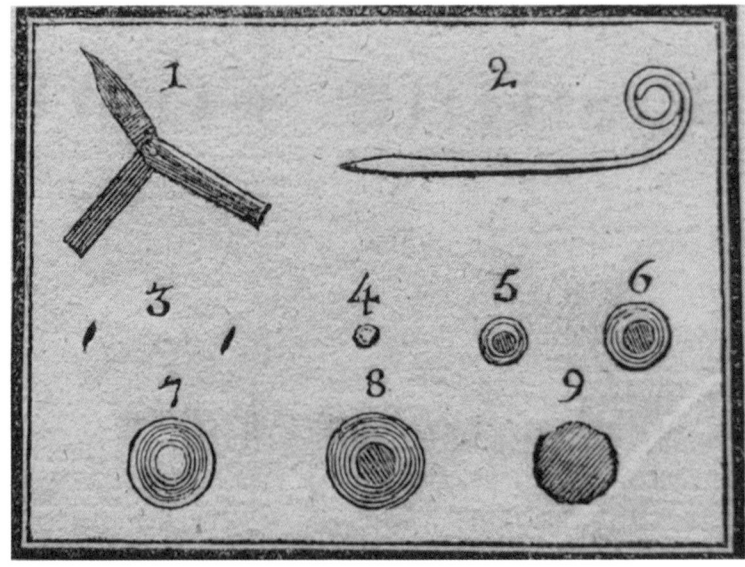

Abb. 1: Titelbild des Buches *Die Kuhpokken-Impfung in ein Gespräch abgefaßt* von Friedrich Wilhelm Nedel (1805). Der Kupferstich zeigt Impflanzette (1), Impfnadel (2), die Größe der beiden Einstiche (3) und die Stadien der Pockenbildung (am fünften bis siebenten und am zwölften Tag) sowie die zurückbleibende Narbe (9).

Ein in preußischen Diensten stehender Arzt aus Stettin (Szczecin) verfasste im Jahr 1804 die früheste populäre Aufklärungsschrift im Bestand der Impfbibliothek. Drei Groschen kostete der fiktive Dialog zwischen einem verständigen Landmann und einem Impfarzt. Plastisch beschreibt Nedel den Ablauf der Impfung. Dass, zumindest in dieser Phase, keinesfalls nur offiziell bestellte Ärzte impften, sondern auch Hebammen und Geistliche, ist, zumindest was die Pastoren anbelangt, eine Überraschung. Hier ein Auszug aus dem »Gespräch«:

»Landmann. Wie wird denn das Impfen gemacht, und wo, in welchem Orte des Körpers?

Arzt. Das Einimpfen ist ganz leicht, aber es erfordert genaue Kenntnis und Vorsicht. [...] Deswegen haben auch nur die Ärzte allein die Erlaubnis dazu, und an Orten, wo sich kein Arzt befindet, können es die Prediger oder Hebammen, die gehörigen Unterricht davon genossen haben, verrichten, damit kein Unerfahrener wider die Vorschrift handelt.

Landmann. Abermals Wohltaten, die uns vor Gefahren schützen. Aber nun das Impfen selbst.

Arzt. Der Eiter muss wasserhell sein, den man zur Impfung gebrauchen will. Die gelbe und dicke Materie ist dazu nicht tauglich. Und steckt auch nicht an. Diesen wasserhellen Eiter bekommt man aus der Pustel, die mit einer kleinen Brandblase eine Ähnlichkeit hat. Und zwar nach dem siebenten, achten oder neunten Tage der erstgemachten Impfung eines Kindes. Hat man nun solchen Eiter, so nimmt man die Spitze von einer Lanzette oder einer kleinen goldenen Nadel, so wie beides vorn auf dem Titelblatt abgebildet ist, reißt die Pustel, worin der wasserhelle Eiter befindlich ist, sodass ein wenig davon auf der Nadel oder der Spitze der Lanzette sitzen bleibt, setzt diese benutzte Spitze am Oberarm des zu impfenden Kindes ganz flach auf die Haut und schiebt sie ungefähr einen kleinen Messerrücken breit in die Haut hinein. So wird der Stich so groß wie das Titelkupfer zeigt. [...] Auf diese beschriebene Art macht man zwei oder drei Stiche, bis ein und einen halben Zoll auseinander an jedem Oberarme, an der oberen oder mittleren Seite, etwas mehr nach außen zu. Auf solche Weise wird das Gift in den Körper eingesogen und es erfolgen gewiss die Pokke.

Landmann. Das begreife ich sehr wohl. Ein Kind muss also schon die Pokken haben, wovon der Eiter genommen und in ein anderes Kind übertragen wird.

Arzt. Ja, allerdings.«[20]

Ein Rezensent schrieb, das »wohlgeratene Schriftchen« sei, »durch mehrere Auflagen sehr verbreitet worden«. Es habe seinen Zweck, »von der Wohlthat dieser nützlichen Erfindung zu überzeugen«, vollkommen erreicht.[21] Wie viele Menschen aus seiner Zielgruppe das Heft aus der schlesischen Provinz tatsächlich erreichte, ist fraglich. Die Einführung der Kuhpockenimpfung fällt in die Periode der frühen Litteralisierung. Noch Mitte der 1830er-Jahre waren fast die Hälfte der preußischen Rekruten der benachbarten Provinz Posen Analphabeten.[22] Bekanntmachungen erfolgten mündlich. Da in protestantischen Staaten die Kirchen ebenfalls den Innenbehörden unterstanden, informierten üblicherweise die Pastoren über Impfungen. In Thüringen, das bis 1808 kein Vorreiter des Impfens gewesen war, wurden sie während der französischen Besatzung per Verordnung dazu verpflichtet, am Ende eines jeden Kirchenjahrs über das Impfen zu predigen und die Impflisten zu erstellen.[23] Dass sie, wie Nedels Aufklärungsbüchlein aus der Impfbibliothek belegt, in offiziellem Auftrag selbst zur Lanzette griffen, war mir neu.

Der Leibchirurg des württembergischen Herzogs lobte 1801 eine Impfprämie aus,[24] die Eltern bei der Vaccination ihrer Kinder erhielten. Mit der Einführung der Impfplicht kam der erste Impfausweis. In Form eines Schriftstücks, das sowohl die Impfung selbst als auch die sieben bis neun Tage darauf entstandene Pocke bescheinigte. Der Impfschein markierte den Beginn der Ausgabe serieller, die Person betreffender Dokumente. Taufscheine, Eheurkunden, Todesbescheinigungen folgten. Gesundheitspässe, eine Erfindung italienischer Hafenstädte des 17. Jahrhunderts, hatten zunächst Herrn, Familie, Dienerschaft und mitgeführte Güter und Handelswaren beschrieben. Aus dem Gesundheitszeugnis mit der Erlaubnis, einen Hafen zu passieren (italienisch passa porto), wurde das englische Passport.

Impfskepsis

Unter dem Titel »die Brutalimpfung« erschien im Jahr 1801 die erste Veröffentlichung gegen die Kuhpockenimpfung. Impfgegner war ihr Verfasser nicht. Es war der Ehemann der berühmten Schriftstellerin und Salonnière der Berliner Aufklärung, Henriette Herz, Marcus Herz, einer der bekanntesten Berliner Hausärzte. Herz hatte zunächst bei Kant in Königsberg Philosophie studiert und nach seiner Wendung zur Medizin Aufsätze zur Wissenschaftstheorie der Aufklärung verfasst.[25] Die stetig verfeinerte und genau beobachtete Variolation hielt er für eine bewährte in 100-jähriger Erprobung perfektionierte Methode. Die Einimpfung »thierischer Jauche« dagegen war für ihn ein unzulässiger Menschenversuch. Unter Vertretern der Aufklärung galt Experiment als ein Schimpfwort. Es bedeutete, aus dem Einzelfall Rückschlüsse auf das Ganze zu ziehen. Wie ehemals Abraham Vater bei der Einführung der Inokulation im Jahr 1721 erinnerte Herz die Praxis der Kuhpockenimpfung an die Dreckapotheke des Mittelalters. Seine glänzend formulierte und von feiner Ironie durchzogene Streitschrift ist amüsant zu lesen. Hier ein Beispiel. Das spätlateinische Adjektiv *brutalis* bedeutet tierisch. Herz spielte mit der Begriffsbezeichnung für die neue Impfung:

»Ich höre, daß hier und da eifrige Verehrer der neuen Inoculation an meinem Ausdruck Brutalimpfung, gleichsam als hieße es brutale Impfung, Anstoß finden und ihn für despektierlich (Gott weiß eigentlich gegen wen oder gegen was?) halten. Es ist aber meine Schuld nicht, wenn ich keinen schicklicheren und passenderen kenne. [...] Das so ziemlich beliebte Vaccinieren (bekuhen), Vaccine (Bekuhung) gefällt mir gerade am wenigsten. Es stellt von dem eigentlichen Geschäft, das es bezeichnen soll, gar nichts dar und erregt nach der Analogie unserer Sprache Nebenvorstellungen, die ins Lächerliche fallen. Schutzpocken ist von der einen Seite ein zu weit umfassender Ausdruck, indem die Pocken der Humaninoculation gleichfalls, wie ich hoffe, Schutz vor den natürlichen gewähren, und von der anderen

Seite giebt er das Übel nicht an, von welcher durch die Schutzpocken geschützt wird. [...] Die Untertheilung des allgemeinen Begriffs Inoculation in Human- und Brutalimpfung scheint mir daher in scientistischer Hinsicht die passendste und vollständigste [...].«[26]

Herz gehörte einer Generation von Medizinern an, die sich bemühten, die Prinzipien der Aufklärung aus der Philosophie in die Medizin zu übertragen. Kern seiner Argumentation war die Forderung, Medizin müsse stets auf wissenschaftlicher Analyse und auf Erfahrung beruhen. Ausschließlich darauf dürfe sich Urteil und Handeln eines Arztes gründen. Über das Verhalten des Kuheiters im menschlichen Körper gebe es aber nicht die geringsten Kenntnisse. »Erfahrung, so häufig dieses Wort bei jeder Gelegenheit redensartlich im Mund geführt wird, kann sich [...] eigentlich erst nach einer Reihe von Jahren einfinden.«[27]

Marcus Herz stirbt 1803. Die eingeforderte Erfahrung stellte sich ein. In der Statistik hatte sich etwas getan, seit Mediziner lediglich die Toten nach Menschenpockenimpfungen ins Verhältnis zu den Todesfällen während der Epidemien gesetzt hatten. Mortalitätsstatistiken wurden erhoben und rückblickend ausgewertet. Das Ergebnis war ernüchternd. Im Verlauf des 19. Jahrhunderts hatte der Anteil der Pocken an den Todesursachen zugenommen. »Inoculation appears to have added to this mortality«, schrieb Gilbert Blane, oberster Arzt der Britischen Admiralität im Jahr 1820.[28]

Die Kritik an der eigenen Erhebung war entwaffnend offen. Ob tatsächlich die Impfung mit Menschenpocken die Erreger in England verbreitet hatte oder die ansteigende Mobilität und Bevölkerungsdichte des Zeitraums für die gestiegene Pockenmortalität verantwortlich waren, ließ Blane offen. Ohne Zweifel aber (»clear, undeniable«) seien die jüngsten Zahlen: In den 15 Jahren nach Einführung der Vaccination habe sich der Anteil der Pocken an den Todesfällen halbiert.

Erfasst in staatlichen Impflisten, ermöglichten Patienten zum ersten Mal in der Geschichte Langzeitstudien. Mitte der 1820er-Jahre kamen Zweifel an der Wirksamkeit der Kuhpockenimpfung auf. Mit Akribie trug ein dänischer Kreisarzt alle erreichbare Literatur zu Pockenfällen zusammen, die oft Jahre nach den Impfungen aufgetreten waren. Und er verschickte Fragebögen an Ärzte, die darüber publiziert hatten. Ganz unschuldig kreisten seine Fragen ein, wie gut die Kollegen wohl Windpocken von Pocken, Ammenpocken und anderen flüssigkeitsgefüllten Bläschen unterscheiden konnten.[29] Schulmedizin und Alternativmedizin sind bis in die 1850er-Jahre keine abgrenzbaren Dogmen. Weder die Pockenimpfung noch die Einführung einer Impfpflicht änderte das, sondern die Art und Weise, wie ihre Wirkung belegt wurde. Zuvor existierten zahlreiche Theorien nebeneinander, teils in erbitterter Konkurrenz, teils in Symbiose. Die Materia Medica des Homöopathie-Begründers Hahnemann trug zum allgemein akzeptierten Wissen über Arzneimittelwirkungen bei, in Universitäten wurde auch am Konzept der Lebenskraft gearbeitet, wie Hufeland es vertrat, und Hausärzte bemühten sich, die Körpersäfte ihrer Patienten im Gleichgewicht zu halten. Doch der Glaube an Bevölkerungskurven (ein aus der Ökonomie übernommenes Auszeichnungsprinzip), die nun die Wirkung des Pockenimpfstoffs belegten, trennte Wissenschaftler, die die Evidenz solcher Erhebungen akzeptierten, von jenen, die ihr Weltbild und ihr Konzept des Menschen weder mit der neuen Rolle einer Kuhpocke noch mit der zunehmend auf Messen, Zählen und naturwissenschaftlich hergeleiteten Beweisen beruhenden Medizin vereinbaren konnten.

»Sauberkeit und Reinheit im wörtlichen und übertragenen Sinn«[30] war die zentrale Bedeutung des Wassers in der Bädermedizin. Eitergefüllte Pocken an Euter und Vulva der Kuh waren unvereinbar mit diesem Konzept. So wurde aus einem Verband von Kurbadbesitzern, dem Verein zur Förderung des Naturheilverfahrens ohne Arznei, die erste Organisation von Impfgegnern in Deutschland, die erbittert gegen die Impfpflicht eintraten.[31] Der Fuhrmann und später sehr bekannte Leiter einer Kuranstalt Johann Schroth begann seine Karriere mit einer Methode, das Impfgift bei pflichtgemäß geimpften Kindern mit feuchten Umschlägen wieder zu entfernen.[32]

Als die Stadt Paris 1814 eine große Impfkampagne startete, erschien eine Karikatur, die eine korpulente nackte Frau mit Fischschwanz auf einem Ochsenkarren zeigt, deren Leib mit Pocken übersät ist. Auf dem Ochsen sitzt ein Arzt mit spitzem Narrenhut. Ein Don Quichotte. Er hält ein Impfmesser in die Höhe. Sein Assistent sitzt neben ihm auf einem Esel und treibt mit einer gigantischen Klistierspritze eine fliehende Bevölkerung vor sich her. »Gare la vaccination« – Achtung, die Impfung – lautete der Titel. Der Untertitel »Triomphe de la pétite vérole« spielte auf einen vulgären Ausdruck für Syphilis (grande) vérole an. Die Aussage der Illustration ist simpel. Die Einimpfung tierischen Körpersekrets wurde mit Sodomie gleichgesetzt und die neue, offizielle Rolle des Arztes aufs Korn genommen: Was hat der Typ, der sonst für die Einläufe zuständig ist, da für eine neue offizielle Rolle?

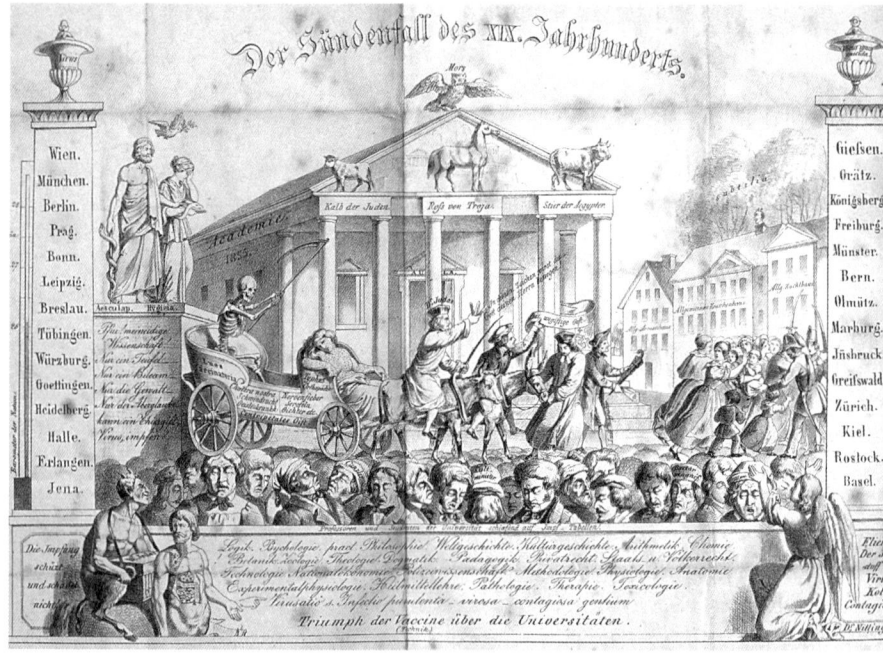

Abb. 2: »Der Sündenfall des XIX. Jahrhunderts. Triumph der Vaccine (Technik) über die Universitäten«. Kupferstich veröffentlicht von Gottlob Nittinger, um 1852.

1852 und in den Folgejahren erschien das Motiv erneut. Der Stuttgarter Arzt Gottlob Nittinger (1807–1874) nutzte es als Element zahlreicher Kupferstiche, die er als Plakate veröffentlichte (Abb. 2) und als Faltblätter in seine Impfgegnerschriften binden ließ. Um die Interpretation vorzugeben, wurde der Wagen vergrößert. So passten die Namen aller Krankheiten, die nach Ansicht Nittingers durch das von außen eindringende Gift der Impfung ausgelöst werden, darauf. Ein Sensenmann stieg zu. Der Hut des Arztes wurde zum Judenhut. Damit es auch jeder erkennt, steht »Dr. Judas« darüber. Neben der hochgehaltenen Impflanzette ist nun »in hoc signo vinces« zu lesen. Das zitierte die nächtliche Verkündigung, die dem römischen Kaiser Konstantin weissagte, er werde im Zeichen des Kreuzes eine Schlacht gewinnen. Frühere Varianten, wie die hier abgebildete, trugen die Inschrift auf Deutsch. »In diesem Zeichen wirst Du … Gott Deinen Herrn besiegen.« Ob Nittinger Medizinern jüdischen Glaubens vorwerfen wollte, Wissenschaft vor Gottglauben zu stellen? Die Diskussionen der Aufklärung und der Haskala wird er grob wahrgenommen haben. Dass auf dem Giebel des Tempels ein mit »Kalb der Juden« bezeichnetes Rind abgebildet ist, lässt vermuten, dass ihm die dumpfe Analogie von der Kuh zum Goldenen Kalb Gelegenheit genug war, um antisemitische Klischees zu bedienen.

Der im Nürtinger Stift erzogene Nittinger kam aus pietistischen Verhältnissen. Er studierte Medizin in Heidelberg. Im Lexikon stand über ihn:

>»An dem stürmischen Jahr 1848, dessen Wogen auch in der Schwabenresidenz hochgingen, nahm der einstige Demagoge und Hauptwachstürmer von 1833 […] keinen activen Antheil. Nicht als ob ihn die Bewegung ganz kalt gelassen hätte, aber all' sein Sinnen und Trachten hatten sich […] bereits ein anderes Ziel und Streiten vorgenommen – den Kampf gegen das Impfen und den Impfzwang.«[33]

In mehr als einem Dutzend dicken Büchern wetterte Nittinger gegen das Impfen.[34] In einigen bot er darüber hinaus Einblicke in sein kosmisches Ordnungssystem, in dem er die Einflüsse von Himmelskörpern, Jahreszeiten, Wetter, Temperatur und Ernährung auf Krankheiten erläuterte. Die Kupferplatte »Sündenfall des XIX. Jahrhunderts« sah am Ende nach Überschreibungen, Neuzuschnitten und Ergänzungen ähnlich aus wie die Struktur seiner Texte. Die drei totalen Institutionen am rechten Bildrand: Allgemeines Armenhaus, Allgemeines Zuchthaus und Allgemeines Krankenhaus wurden über die Zeit durch einen Narrenturm und einen Galgenberg ergänzt, auf dem sich Dämonen versammeln, die an die Fabelwelt von Hieronymus Bosch erinnern.

50 Jahre nach der Einführung der Impfpflicht formierte sich eine wissenschaftskritische Impfgegnerschaft. Impfpflicht und die Art des Impfstoffs waren offensichtlich Anlass der Proteste. Doch beides existierte bereits seit einer Generation. Ihre Vehemenz erhielt die Bewegung durch die Tatsache, dass eine auf Statistik und Empirie beruhende Medizin zur Leitwissenschaft geworden war, deren Lehren zunehmend staatliche Entscheidungen beeinflussten. Was das Impfen anbelangte, hatte die Aufklärung ihr Ziel erreicht. Das rief Widerstand hervor, der bis heute nachhallt.

Anmerkungen

1 Franz Anton Mesmer: *Briefe. Über den Ursprung der Blattern.* Kempten 1802, S. 2.
2 Vgl. das beste Pockenbuch der Gegenwart: Eberhard Wolff: *Einschneidende Maßnahmen. Pockenschutzimpfung und traditionale Gesellschaft im Württemberg des frühen 19. Jahrhunderts* (= Medizin, Gesellschaft und Geschichte, Beiheft 10). Stuttgart 1998, S. 100 f.
3 Für eine fundierte Darstellung empfehle ich sehr: Malte Thiessen: *Immunisierte Gesellschaft. Impfen in Deutschland im 19. und 20. Jahrhundert.* Göttingen 2017.
4 Vgl.: Christoph Gradmann: »Bazillen, Krankheit und Krieg. Bakteriologie und politische Sprache im deutschen Kaiserreich«, in: *Berichte zur Wissenschaftsgeschichte* 19 (1996), S. 81–94, sowie: Paul Weindling: *Epidemics and Genocide in Eastern Europe, 1890–1945.* Oxford 2000.
5 R. Hans Steinhoff: *Robert Koch. Der Bekämpfer des Todes.* Deutschland 1939.
6 Maria Loewe: *Die Organisation der Mannheimer Jugendfürsorge.* Heidelberg 1922.

7 Rudolf Degkwitz: »Ueber Masernschutzserum«, in: *Deutsche Medizinische Wochenschrift* 48 (1922), S. 26–27.

8 Sehr anschaulich und aus der Perspektive der Angehörigen beschrieben in der online zugänglichen Dissertation: Hanna Elisabeth Jonas: *Das Lübecker Impfunglück von 1930 in der Wahrnehmung von Zeitzeuginnen und Zeitzeugen.* Lübeck 2017.

9 Matthias Dahl: »›... deren Lebenserhaltung für die Nation keinen Vorteil bedeutet.‹ Behinderte Kinder als Versuchsobjekte und die Entwicklung der Tuberkulose-Schutzimpfung«, in: *Medizinhistorisches Journal* 37 (2002), S. 57–90.

10 Sylvia Wagner: »Ein unterdrücktes und verdrängtes Kapitel der Heimgeschichte. Arzneimittelstudien an Heimkindern«, in: *Sozial.Geschichte Online* 19 (2016), S. 61–113, dort S. 77–80.

11 Abraham Vater: *Das Blatter-Belzen. Oder die Art und Weise, die Blattern durch künstliche Einpfropffung zu erwecken.* Wittenberg 1721, S. 3–5.

12 Anonym [Johann Albert Heinrich Reimarus]: *Briefe über das Blatterbelzen.* Altona 1765, Beiblatt 2.

13 Joseph Bernhard Gebel: *Aktenstücke der Möglichkeit der gänzlichen Blatternausrottung und Verbesserung der Medizinalanstalten in den preußischen Staaten betreffend.* Breslau 1802, S. 11–15.

14 Christoph Wilhelm Hufeland: *Bemerkungen über die natürlichen und inokulierten Blattern, verschiedene Kinderkrankheiten und sowohl medicinische als diätetische Behandlung der Kinder.* Weimar 1799, S. 13.

15 Hufeland 1799, S. 15.

16 Ebendort.

17 Vgl. Niels Bremmes: »Variolation, Vaccination and Popular Resistance in Early Colonia South India«, in: *Medical History* 48 (2004), S 199–228, dort S. 203.

18 Vgl. Peter C. Plett, J. G. Schmidt: »Peter Plett und die übrigen Entdecker der Kuhpockenimpfung vor Edward Jenner«, in: *Sudhoffs Archiv* 90 (2006), S. 219–232, dort S. 219.

19 Edward Jenner: *Untersuchungen über die Ursachen und Wirkungen der Kuhpocken, einer Krankheit die man in einigen westlichen Provinzen Englands vorzüglich in Gloucestershire bemerkt hat.* Hannover 1799.

20 Friedrich Wilhelm Nedel: *Die Kuhpokken-Impfung in ein Gespräch abgefaßt.* Zweite Auflage, Stettin 1805, S. 26–28.

21 Rezension ohne Verfasserangabe: »Die Kuhpokken-Impfung in ein Gespräch abgefaßt«, in: *Medicinisch-Chirurgische Zeitung* 11 (1808), S. 256.

22 Rolf Engelsing: *Analphabetentum und Lektüre. Zur Sozialgeschichte des Lesens in Deutschland zwischen feudaler und industrieller Gesellschaft.* Stuttgart 1973, S. 96.

23 Thomas Hartung: *Zur Entwicklung der Pockenschutzimpfung unter besonderer Berücksichtigung Thüringens im 18. und 19. Jahrhundert.* Jena 2002, S. 50–55.

24 Wolff: *Einschneidende Maßnahmen* 1998, S. 162.

25 Eberhard Wolff: »Am Rande der jüdischen ›Selbstverleugnung‹? Marcus Herz als jüdischer Arzt zwischen religiöser Befreiung und kulturellem Verlust«, in: Hanna Lotte Lund, Ulrike Schneider, Ulrike Wels (Hg.): *Die Kommunikations-, Wissens- und Handlungsräume der Henriette Herz (1764–1847).* Göttingen 2017, S. 101–113.

26 Marcus Herz: *Über die Brutalimpfung und ihren Vergleich mit der Humanen.* Berlin 1801, S. IX–X.

27 Ebendort, S. III–IV.

28 Gilbert Blane: *A Statement of Facts Tending to Establish an Estimate of the True Value and Present State of Vaccination*. London 1812, S. 5.

29 Adolph Friedrich Lüders: *Versuch einer kritischen Geschichte der bei Vaccinierten beobachteten Menschenblattern, nebst Untersuchungen über die Natur, die Ursachen und die Verhütung dieser Krankheit*. Altona 1824.

30 Sylvelyn Hähner-Rombach:»Einleitung«, in: dieselbe:»*Ohne Wasser ist kein Heil*«. *Medizinische und kulturelle Aspekte der Nutzung von Wasser* (= MedGG-Beihefte 25). Stuttgart 2005, S. 7–12, dort S. 7.

31 Vgl. Georg von Klöber: *Impfpflichtigkeit*. München 1850. Sowie: derselbe: *Über die Gefährlichkeit des Impfgiftes nebst Angabe eines sicheren Verfahrens den Körper der Geimpften gegen die Möglichkeit der schädlichen Wirkungen und Folgen derselben zu schützen*. München 1851.

32 Ludwig Gründer: *Über Menschen- und Kuh-Pocken und deren Impfung überhaupt, sowie die Geschichte derselben insbesondere*. Görlitz 1853, S. 4.

33 P. Beck:»Nittinger, Gottlob«, in: *Allgemeine Deutsche Biographie* 23 (1886), S. 715–718, dort S. 716.

34 1852 *Die Impfvergiftung*, 1853 *Die Impfung ein Mißbrauch*, 1857 *Das falsche Dogma von der Impfung und seine Rückwirkung auf Wissenschaft und Staat*, 1859 *Das schwarze Buch vom Impfen*, 1859 *Die Impfzeit und die Protestanten gegen Jenner's Gift und Zauber*, 1861 *Das illegitime Bündniss der Staatsgewalt mit den Dogmen der Impfärzte*, 1861 *Jenner's Gant vor dem wissenschaftlichen Congreße von Frankreich*, 1863 *Gott und Abgott oder die Impfhexe*, 1866 *Die Staatsmagie der Impfung und die üblen Gesundheitsverhältnisse der Bevölkerung*, 1867 *Der Kampf wider die Impfung in Volk und Parlament von England*, 1868 *Die Impfregie mit Blut und Eisen*, 1868 *Staat und Volk im Zweifel an der Vaccination*, 1869 *Verwerfung der Impfung. Rede, gehalten in der Tanzhalle zu Leipzig* etc.

Josef Reichholf

Die Softwarespezialisten

Warum Viren das Überleben aller Lebewesen ermöglichen

SARS-CoV-2 stammt von Tieren. Von welchen, ist noch immer nicht so recht klar. Aber Hinweise auf Fledermäuse verdichten sich. Wie dieses Virus auf die Menschen gelangte und warum speziell in Wuhan Ende 2019, liefert Stoff genug für Verschwörungstheorien. Die wissenschaftlichen Hypothesen hierzu sind aufregend genug. Ihr Vorzug besteht darin, dass sie durch Forschung bekräftigt, aber auch widerlegt werden können. Nach gegenwärtigem Stand gelten Hufeisennasen-Fledermäuse, die in südchinesischen Höhlen leben, als die wahrscheinlichsten Ursprungskandidaten. Auch Schuppentiere hat man in Betracht gezogen sowie diverse Kleinraubtiere, wie Farmnerze, die sich in Dänemark als infiziert erwiesen hatten und massenhaft vernichtet wurden. Inzwischen wissen wir außerdem, dass Katzen und andere Säugetiere Träger des COVID-19-Virus sein können.

Allein diese Bandbreite lehrt, dass Tiere generell als Quellen von Viren infrage kommen, die bei Menschen gefährliche Epidemien bis hin zu globalen Pandemien auslösen können. Zudem lässt sich den Viren in Tieren nicht von vornherein ansehen, ob die Gefahr des Überwechselns auf Menschen besteht und wie sie womöglich wirken. Denn woher COVID-19 gekommen sein mag, die Tiere, von denen sie auf Menschen wechselten, waren nicht erkrankt und damit auch nicht als infiziert erkennbar, wie etwa tollwütige Füchse oder Hunde. Oder Menschen, die vom Tollwutvirus befallen waren.

Die Tollwut ist eine Viruserkrankung, die wir aus dem Blickfeld verloren haben, weil es sie seit Jahrzehnten in Deutschland und im angrenzenden Mitteleuropa nicht mehr gibt. Offiziell tollwutfrei ist das

Gebiet seit 2008. Durch »Schluckimpfung« der Füchse wurde sie Ende des 20. Jahrhunderts verhältnismäßig schnell und großräumig ausgerottet. Ein Erfolg, der angesichts des schleppenden Verlaufs der Impfungen gegen COVID-19 geradezu traumhaft erscheint. Bei den frei lebenden, durch nichts aktiv zur Teilnahme an der Immunisierung zu bewegenden Füchsen wurde eine komplette Herdenimmunität in nur wenigen Jahren erzielt. Trottet nun ein Fuchs in sichtlich freudiger Erwartung von etwas Leckerem zur Baustelle, um an der Brotzeit teilzunehmen, besteht kein Grund zur Panik mehr. Als Stadtfuchs weiß er, sich zu benehmen, wird willkommen geheißen und erhält seinen Teil.

Virus auf Mensch

Die Tollwut steht nicht allein. Von Tieren werden zahlreiche Viren auf Menschen übertragen. Von den Haustieren vor allem, weil diese in großer Menge und Dichte gehalten werden, aber auch übertragen von Insekten. Viren, die diesen Weg nehmen, nennt die Medizin Arboviren (= **Arthropod-borne vir**uses). Gelbfieber gehört dazu. Andererseits übertragen Menschen Viren auch untereinander. Einen Mensch-zu-Mensch-Kontakt benötigt etwa die Influenza, die »übliche Virusgrippe«. Im Winter 2020/21 fiel sie dank Schutzmasken und starker Vergrößerung der Abstände gemäß der AHA-Regel so gut wie ganz aus. Von Affen schaffte das HIV-Virus den Sprung in die Menschenwelt und entwickelte mit Aids eine Pandemie. Mit Ebola drohte vor gut einem Jahrzehnt bereits eine Virose, wie wir sie mit dem COVID-19-Virus bekommen haben. Gerade noch rechtzeitig hatte sich Ebola eindämmen lassen. Ob es doch noch ausbricht, ist gegenwärtig offen und aufgrund der Coronapandemie sogar zu befürchten. Denn höchst selten einmal gelingt eine wirkliche Ausrottung eines Virus. Der einzige Fall bisher, bei dem das glückte, ist das Pockenvirus. In den letzten beiden Jahrzehnten konnten wir überdies umfangreiche Erfahrungen sammeln mit der sogenannten Geflügelpest alias Vogelgrippe. Mehrfach kam es zu großen

Ausbrüchen. Die Massengeflügelhaltung war global betroffen. Nun bedroht die Afrikanische Schweinepest die Schweinemastbetriebe. Und so fort. COVID-19 ist also kein Ausnahmefall. Die Pandemie fügt sich ein in das Spektrum von Viruserkrankungen, die uns Menschen oder die Haus- und Fleischtiere befallen. Eine noch viel größere Zahl unterschiedlicher Viren ist in der Tierwelt vorhanden. Auch in der Pflanzenwelt gibt es sie. An Pflanzenviren, beispielsweise am Tabakmosaikvirus, wurden die ersten umfangreichen Forschungen vorgenommen. Viren sind seltsame Wesen. »Geborgtes Leben« hat man sie genannt. Ihr Wesen ist immer noch reichlich unklar, obwohl man längst ihren Aufbau im Detail kennt und daher in der Lage ist, maßgeschneiderte Wirkstoffe gegen sie zu entwickeln. Man könnte Viren als Software ohne Hardware charakterisieren. Denn wie ein Softwareprogramm einen Computer benötigt, auf dem es laufen kann, brauchen Viren lebende Zellen für ihre Vermehrung. Erst in solchen werden sie »lebendig«. Oder auch nicht, je nachdem, was man unter Leben verstehen will. Doch bevor wir dies vertiefen, noch mal zurück zu COVID-19.

Menschen sind nicht so widerstandsfähig

Wie erwähnt soll dieses Coronavirus von Fledermäusen oder Schuppentieren stammen. Beide Möglichkeiten sind aus biologischer Sicht plausibel, aber auf unterschiedliche Weise. Denn diese Viren müssen sich im Tierkörper vermehren können, damit sie als Träger infektiös werden. »Schlafende« Viren bleiben hingegen harmlos. Solche inaktive gibt es sogar in höchst unerwarteter Form. Zum Beispiel die Fieberbläschen auslösenden Lippenherpesviren und, wie noch dargelegt wird, die ins Genom eingebaute Viren.

Aktive Viren wiederum lassen sich im Trägerkörper vermehren. Bestens geeignet dafür sind Schleimhäute, denn in diesen finden Zellteilungen in hohem Tempo statt. Die rasche Erzeugung vieler neuer Viren ermöglicht weitere Ansteckungen, bevor das Immunsystem die Eindringlinge unterdrückt und eliminiert. Eine Epidemie oder gar eine Pandemie kann sich nur auf diese Weise entwickeln. Die eingedrungenen Viren belasten den befallenen Körper umso mehr, je schneller sie sich vermehren. Unsere typische Gegenreaktion ist Fieber. Die über das Normalniveau erhöhte Temperatur inaktiviert die meisten Viren und tötet auch viele Bakterien. Der Körper macht im Rahmen seiner Grenzen das, was wir beim Sterilisieren von Wasser oder Geräten tun: durch das Erhitzen die Eiweißstrukturen der Mikroben zerstören. Allerdings ist bei uns der Spielraum nicht groß. Bei 41 Grad wird es kritisch. Zu hohes Fieber kann uns selbst töten.

Betrachten wir auf dieser Bezugsbasis die Verhältnisse bei Fledermäusen und Schuppentieren, so kommen verblüffende Unterschiede zutage. Beide sind zwar Säugetiere, aber sie weichen in vielen Eigenschaften stark voneinander ab. Schuppentiere wirken eher wie gepanzerte Reptilien. In ihrer Ernährung sind sie hochgradig spezialisiert auf Ameisen und Termiten. Ihre Körpertemperatur liegt für Säugetiere mit nur 33 bis 34,5 Grad Celsius recht niedrig. Und sie sind nachtaktiv. Was wiederum auch die viel kleineren Fledermäuse sind, die sich gleichfalls von Insekten ernähren. Tagsüber schlafen sie in Höhlen, oft zu vielen Tausenden beisammen. In kühl temperierten Höhlen bringen die Weibchen ihre Jungen zur Welt. Fledermäuse können ihre Temperatur stark absenken und im Winterschlaf den Stoffwechsel bei wenigen Grad über null auf Sparflamme halten. Im Flug steigt ihre Körpertemperatur vom niedrigen aktiven Ruhewert, der um 32 Grad liegt, rasch stark an bis auf knapp 43 Grad Celsius.

Diese Befunde sind bedeutsam für das Verständnis der Wirkung von Viren in unserem Körper, so diese tatsächlich von solchen Tieren kommen. Mit unseren 37 Grad Temperatur liegen wir für Säugetiere dieser Körpergröße erheblich unter dem Durchschnitt. Ein Grad macht viel aus, weil vom Stoffwechsel weiter Wärme erzeugt wird, auch wenn der Körper nicht sonderlich aktiv ist. Die Körpertemperatur drückt daher die Grundintensität des Stoffwechsels aus. In Ruhe, also ohne besondere körperliche Anstrengung, arbeitet dieser bei uns Menschen tropisch niedrig. Bei 27 Grad Lufttemperatur im Schatten sind wir in unbekleidetem Zustand »thermoneutral«. Das heißt, dass bei dieser Temperatur der Ruhestoffwechsel gerade so viel Wärme erzeugt, wie der Körper nach außen abgibt, ohne zu schwitzen. Tragen wir normale Kleidung, entspricht dem Thermoneutralwert eine Außentemperatur von etwas über 20 Grad. Eine solche streben wir als Raumtemperatur an. Biologisch sind wir Menschen eine Art der Tropen. Der Grundumsatz und die Körpertemperatur liegen bei Hund und Schwein höher. Ihre Vorfahren, Wolf und Wildschwein, stammen nicht aus den Tropen.

Für Viren, die in uns eindringen, ist dies außerordentlich wichtig. Denn als normale Reaktion des Körpers springt bei uns zunächst das Immunsystem an und versucht, sie unschädlich zu machen. Dabei steigt die Temperatur. Das schwächt die Viren. Hohes Fieber zerstört sie. Für diese Abwehrreaktion haben wir eine beachtliche Spanne von vier bis fast fünf Grad. Fieber über 41 Grad bringt uns aber an die Todesgrenze.

In Zusammenhang mit Fledermäusen oder Schuppentieren ergibt sich ein weiterer Blickwinkel: Deren Ruhetemperatur liegt mit 32 bis 33 Grad deutlich niedriger als bei uns. So können sich Viren unterschiedlichster Typen in ihren Körpern gut halten. Ihr Immunsystem kann diese auch gut in Schach halten, weil ihr Körper in langen Phasen keine erhöhten oder hohen Leistungen zu vollbringen hat. Diese Umstände begünstigen wechselseitige Anpassungen. Bei den Fledermäusen kommt der plötzliche, sehr starke Anstieg der Körpertemperatur nur im Flug dazu. Eine Erhöhung in wenigen Minuten um zehn Grad sollte die Viren töten, zumal, wenn Werte bis über 42 Grad erreicht werden. Überstehen Viren diesen Anstieg, sind sie gegen Fieberschübe gefeit, auch gegen sehr heftige. Das macht solche Viren besonders gefährlich, wenn sie in unseren Körper gelangen. Das Immunsystem versagt. Die Infektion wird akut und lebensgefährlich. Den Träger zu töten ist aber auch für die Viren ungünstig. Sie können langfristig nur weiterexistieren, wenn die von ihnen ausgelöste Infektion schwach ausfällt und die Infizierten zu anderen, noch nicht Infizierten, Kontakt halten.

Von der Tollwut bis zur Myxomatose

Mit einem typischen Fall dieser Art leben viele Menschen. Es ist das Herpesvirus. Unser Körper hält es in Schach – normalerweise. Bei plötzlichem Stress oder bei leichter Erkältung entgeht es der Kontrolle und es entstehen die unangenehmen infektiösen Lippenbläschen. »Kissing Disease« nennt man Lippenherpes in Amerika, weil die erotische Erregung schon ausreichen kann, Herpesviren zu aktivieren. Andere Viren, die wir tatsächlich in uns tragen oder mit denen wir infiziert waren, bemerken wir nicht mehr, weil sie das Immunsystem vollends unter Kontrolle gebracht hat. Das bedeutet aber auch, dass solche Viren nicht mehr in der üblichen Weise mutieren können. Dies geht nur in Phasen starker Vermehrung. Was dabei geschieht, betrachten wir nach der Behandlung einiger Viruserkrankungen bei Tieren. Denn diese vermitteln weitere Fakten, die wichtig sind, unsere Gefährdung durch Viren zu verstehen. Die Fledermäuse helfen hier weiter, auch solche, die bei uns in Europa leben.

Die Tollwut ist eine Viruserkrankung, die keineswegs nur Füchse und Hunde befällt. Nach Ende des Zweiten Weltkriegs war sie ein großes Problem, wieder einmal. Man kennt sie seit Jahrhunderten. Von »der Wut« befallene Menschen schienen wölfisch geworden. Sie griffen andere an, kratzten und bissen sie und infizierten damit. Im 20. Jahrhundert wurde dann ein Virus als Erreger der Tollwut erkannt. Ähnlich wie beim Pockenvirus hat man daraufhin versucht, eine Schutzimpfung mit Viren zu entwickeln, die nicht mehr infektiös waren, auf die das Immunsystem aber ansprach. Das gelang. Jagdhunde konnten damit geschützt werden, die bei der Tollwutbekämpfung am stärksten dem Risiko ausgesetzt waren, von einem tollwütigen Fuchs gebissen zu werden. Das wäre nicht genug gewesen. Es galt, möglichst den ganzen Fuchsbestand zu erreichen. Durch die intensive Bejagung waren die Füchse indes sehr scheu geworden. Das Problem wurde höchst elegant mit Hühnerköpfen gelöst, die mit dem Impfstoff präpariert waren und an geeignet erscheinenden Stellen ausgelegt wurden. Über schwer zugänglichem

Gelände warf man sie von Flugzeugen ab. Die Füchse nahmen diese Köder so gut an, dass nach wenigen Jahren die Herdenimmunität erreicht war. Die Tollwut war alsbald ausgerottet. Nicht ganz, sondern die für uns Menschen und die Haustiere bei Weitem bedeutendste »sylvatische« Form. Varianten des Tollwutvirus gibt es weiterhin bei Fledermäusen. Aber da die europäischen Fledermäuse ausnahmslos Insekten fangen und keine Tiere beißen, bleiben sie bedeutungslos – bei uns, nicht in Amerika. Dort gibt es Vampirfledermäuse in den Tropen, die an Rindern, Pferden und auch an Menschen Blut saugen und dabei tatsächlich die Tollwut übertragen können. Diese über »Schluckimpfung« wie bei Füchsen, Mardern und anderen Kleinraubtieren zu immunisieren, ließ sich bislang nicht durchführen. Eine Methode ist derzeit nicht in Sicht.

Fast zeitgleich mit der Tollwutbekämpfung der 1980er-Jahre gab es eine andere Virusseuche, die Myxomatose. Wer ein betroffenes Kaninchen zu Gesicht bekam, war zutiefst betroffen. Denn die befallenen Tiere sahen erbärmlich aus; so schlimm, dass man das Kaninchen sofort töten und von seinen Qualen erlösen wollte. Der Kopf ist angeschwollen zur »Löwenform«, aus Augen und Nase läuft Schleim. Sie sind orientierungslos und verdursten. Das Myxomatosevirus verursachte verheerende Verluste unter den Wild- und regional auch unter den Hauskaninchen. Nicht betroffen waren die Feldhasen. Sie gehören zu einer anderen Gattung der Hasentiere und sind mit den Kaninchen nicht so nahe verwandt, wie es aussieht.

Die Myxomatose war aus Amerika zur Bekämpfung der überhandnehmenden Kaninchen eingeführt worden. Die dortigen Sumpfkaninchen sind immun. Mit der Myxomatose versuchte man in Australien, der Kaninchenplage Herr zu werden, nachdem sich die netten Hoppler dort so stark vermehrt hatten, dass sie zu Nahrungskonkurrenten der Schafe geworden waren. Auch in Europa gab es Kaninchenprobleme, zumal dort, wo die Jäger Füchse, Marder und Hermeline zu sehr dezimierten. Die Myxomatose schien das Mittel der Wahl, um zu regulieren, da sie hochgradig spezifisch wirkt. Keine andere Tierart wird befallen.

Die Kaninchenzüchter sollten eben aufpassen und ihre »Stallhasen« entsprechend isoliert halten. Dies gelang nicht immer. Was aber »gelang«, war die automatische Züchtung resistenter Wildkaninchen. Denn unter Tausenden von Befallenen waren solche, die das Myxomatosevirus mit ihrem Immunsystem unter Kontrolle bringen konnten. Gleiches geschieht bei der ungewollten Erzeugung multiresistenter Bakterien durch allzu freizügige Anwendung der Antibiotika. Der »Preis« für die Resistenz war hoch. Millionen Tote gingen ihr voraus. Kein Fall zur Nachahmung also, aber bedenkenswert.

Das Rätsel der Vogelgrippe und was wir daraus für COVID-19 lernen können

Noch bedenkenswerter ist ein Virusfall unserer Zeit, der ein ganzes Bündel von Einzelfällen umfasst und auch Menschen unmittelbar betrifft, wirtschaftlich und gesundheitlich. Es ist die Virusgrippe. Ihren größten Ausbruch am Ende des Ersten Weltkriegs rief uns die Coronapandemie in Erinnerung. Als »Spanische Grippe« ging sie in die Annalen ein. Die Angaben über die globale Zahl der Toten gehen mit zehn bis 50 Millionen weit auseinander. Die Zeiten waren schlecht. Kriegsbedingt war das Gesundheitssystem überstrapaziert oder zusammengebrochen. Sehr viele Menschen hungerten. Aus US-amerikanischer Putenhaltung sei sie gekommen, so eine der plausibelsten Ansichten zu ihrem Ursprung. Über Ostasien hatte sie sich zur Pandemie entwickelt, der größten seit den großen Pestepidemien des Mittelalters und der frühen Neuzeit.

Mit anderen, ähnlichen Viren haben wir seit Jahrzehnten zu tun. Als »Vogelgrippe« betrafen sie vor allem die Massengeflügelhaltung. Einige Varianten können auch Menschen befallen und gefährden. Nicht das H5N1, das 2006 und wieder 2016/17 große Ausbrüche verursachte. Im Frühjahr 2021 war es eine andere Variante. Ähnlich wie die Coronaviren mutieren diese Grippeviren sehr leicht. Hotspots sind Massengeflügelhaltungen! Wie die Viren in diese kommen, ist ziemlich umstritten. Als Überträger gelten »Wildvögel«. So steht es in den offiziellen Verlautbarungen der Behörden und Ämter. Doch dies ist ein Fehler, ein Übersetzungsfehler aus dem Englischen: *wildfowl*. Es bedeutet nicht Wildvögel, sondern Wildenten. So ein Fehler ist keineswegs bedeutungslos. Denn es geht um die Infektionswege. Ist jemals nachgewiesen worden, dass Enten die Anlagen einer Massengeflügelhaltung besucht haben? Sollte dies wirklich der Übertragungsweg sein, hätten zuerst die kleinen Privathalter frei laufender Hühner betroffen (gewesen) sein müssen. Varianten von Vogelgrippeviren gibt es bei Wasservögeln. Dazu liegen genügend gesicherte Befunde vor. Die betroffenen Vögel entwickeln entweder keine Symptome, oder man hat sie verendet gefunden. Möglicherweise werden diese Viren erst dann wirksam, wenn die Vögel hungern und Kondition verlieren. Dies würde dem Verhalten der Herpesviren entsprechend. Viele offene Fragen gibt es zur Vogelgrippe. Die beiden wichtigsten sind ungeklärt, nämlich, wie das Virus in die Ställe kommt und warum nur einige wenige Varianten beim Menschen infektiös sind. Eine Gemeinsamkeit könnte auch auf die Coronaviren zutreffen: Sie bleiben längere Zeit im Wasser erhalten. Für Wildenten kommt die Aufnahme der Vogelgrippeviren überhaupt nur über das Wasser infrage, in dem sie nach Nahrung suchen. Enten schmusen nicht. Sie schnäbeln nicht einmal wie die Tauben. Alle Befunde weisen übereinstimmend auf das Wasser als Übertragungsweg hin. Doch das wurde behördlicherseits bei den Ausbrüchen der Vogelgrippe nicht beachtet. Die Sperrzonen wurden an Land errichtet. Personenkreise, die mit möglicherweise virushaltigem Wasser am ehesten in Berührung kommen, wie die Jäger bei der Entenjagd und die Angler, blieben unberücksichtigt. Der Zugang zu den Gewässern wurde nicht verboten.

Auch die Nahrung spielte bei den Maßnahmen zur Eindämmung der Vogelgrippe keine Rolle. Die Geflügelbestände benötigen aber riesige Mengen Futter, das von außen kommt, und Wasser, woher auch immer. Die Exkremente werden als Dünger auf die Fluren ausgebracht. Ob dieser Viren enthält und, falls ja, wie lange diese infektiös bleiben, blieb gleichfalls ungeprüft. Denn es war klar, dass »Wildvögel« das Virus in sich tragen. Nun könnte man solche Unstimmigkeiten damit abtun, dass es im ureigensten Interesse der Betreiber der Massengeflügelzuchten liegen sollte, Ausbrüche von Vogelgrippe zu verhindern. Doch wie verhält es sich bei der Verbreitung von COVID-19? Im Abwasser lassen sich diese Viren so gut nachweisen, dass Spezialisten aus der Universitätsforschung eine Art Frühwarnsystem entwickeln wollen, mit dem rechtzeitig eine starke Zunahme von (noch) nicht erfassten Infektionen festzustellen wäre. In den Maßnahmen gegen COVID-19 finden Wasser und Nahrungsmittel als mögliche Infektionsquellen bisher keine Berücksichtigung. Dabei gilt Nahrung bei der gegenwärtig hochaktuellen Virusseuche, der Afrikanischen Schweinepest, sogar als besonders gefährlich. Die Wildschweine können sich beim Fressen von infizierten Kadavern anstecken, und Menschen könnten das Virus mit Schweinefleischprodukten aus den von der Schweinepest betroffenen Regionen in die Schweinemastbetriebe einführen. Sogar Rauchfleisch und dergleichen darf nicht mehr mitgebracht werden. China hat den Import von Schweinefleisch aus Deutschland gestoppt, nachdem es in Schlachtbetrieben Ausbrüche von COVID-19 gegeben hatte.

Die Pandemien von Rinderpest, Schweinepest und Maul- und Klauenseuche, allesamt ausgelöst von Viren, die Ende des 19. Jahrhunderts stattfanden, sind weitgehend in Vergessenheit geraten. Ende des 19. Jahrhunderts fegte die Rinderpest über Afrika. Sie tötete viele Millionen Rinder und die zu ihrer Verwandtschaft gehörenden Wildtiere. Ein wesentlicher Teil des gegenwärtigen ökonomischen Elends in Afrika südlich der Sahara hat in dieser Katastrophe ihre Wurzeln. Die Rinderpest schuf schlagartig ein verändertes Afrika. Übertragen wurde sie wahrscheinlich über Wasserstellen. Zu diesen mussten die Hirten ihre Herden treiben, und auch die Wildtiere kamen dorthin. Das Rinderpestvirus dezimierte zwar die Rinder der Afrikaner noch stärker als die Wildtiere in den Savannen. Aber auch diese waren extrem stark betroffen. Als Bernhard Grzimek mit seinem dabei ums Leben gekommenen Sohn Michael in Ostafrika den Film *Serengeti darf nicht sterben* in den

1960er-Jahren drehte und mit diesem die Basis für die modernen afrikanischen Nationalparke schuf, hatte die Serengeti nicht einmal ein Zehntel der gegenwärtigen Großtiermenge. Millionen Gnus und anderer Wildtiere waren der Rinderpest zum Opfer gefallen. Die Dezimierung bewirkte, dass die Savannen und Steppen Afrikas jahrzehntelang so grün wie seit Menschengedenken nicht mehr wurden. Das schuf falsche Vorstellungen von Fruchtbarkeit und landwirtschaftlicher Nutzbarkeit. In Vergessenheit geriet, weshalb es zum Ausbruch der Rinderpest gekommen war. Die Story wirkt wie eine Vorwegnahme der gegenwärtigen Verschwörungstheorien zur Coronapandemie.

Das Drama der Rinderpest

Afrika sollte in den 1880er-Jahren endgültig unter den europäischen Kolonialmächten aufgeteilt werden. Das Deutsche Reich mischte kräftig mit. Die Engländer, die gerade mit Indien stark in Anspruch genommen waren, ermunterten die Italiener, sich am Horn von Afrika und in Äthiopien zu engagieren, um ein Gegengewicht gegen die koloniale Expansion der Franzosen in Nordafrika zu schaffen. Die Italiener besetzten Massawa und Kassala und versuchten, nach Äthiopien vorzudringen. Zur Versorgung der Truppen wurden Rinder aus Indien und auch aus Südrussland herbeigeschafft. Angeblich sympathisierten die russischen Agenten mit den Franzosen. Jedenfalls gelangte die Rinderpest mit den russischen Rindern nach Afrika. Sie breitete sich in ungeheurer Geschwindigkeit aus und ruinierte die Viehhaltung praktisch auf dem gesamten Kontinent. Da aber Rinder nicht nur für die Hirtennomaden die Lebensgrundlage darstellten, sondern auch die Ackerbauern, allen voran die Bantu-Völker, auf Zugochsen angewiesen waren, brach deren Erzeugung von Nahrungsmitteln ein. Von den wenig besiedelten, mit Malaria verseuchten Regenwaldgebieten abgesehen, war ganz Afrika betroffen.

Eine rasche Wiedererholung gelang nicht, da auf die Rinderpest Ausbrüche von Maul- und Klauenseuche folgten. Die von Viren verursachten Seuchen waren zwar nicht der einzige Grund für den desolaten Zustand Afrikas bei der Entkolonialisierung nach dem Zweiten Weltkrieg, auf jeden Fall aber mitentscheidend. Experten gingen später davon aus, dass durch diese kontinentweiten Pandemien das Wissen um die passende Größe der Rinderherden verloren gegangen war, mit denen das Weideland dauerhaft genutzt werden konnte. Denn Schwankungen der Niederschläge hatte es immer gegeben, nicht erst im 20. Jahrhundert.

Die Rinderpest kam aus Südrussland. Von welchen Tieren sie auf Rinder übergegangen war, ist nicht bekannt. Da die Seuche auch den europäischen Rinderbeständen, insbesondere dem britischen Bestand, riesige Verluste zugefügt hatte, ist anzunehmen, dass sie nicht wirklich endemisch in den Viehbeständen der südrussisch-kaspischen Steppen gewesen war. Vielleicht hatte das Virus einen ähnlichen Weg genommen wie das ebenfalls dieser Region entstammende Pestbakterium. Es lebt in Nagetieren der Steppe. Im 14. Jahrhundert war es über Schiffsratten auf die Menschen in Europa übergesprungen. Es verursachte die Pest schlechthin. Pestbakterien gibt es weiterhin in frei lebenden Nagetieren, auch in Nordamerika, obgleich wir längst sehr wirksame Antibiotika gegen sie entwickelt haben. Sie lassen sich jedoch nicht mit Impfungen ausrotten, wie die Tollwutviren in den europäischen Fuchsbeständen. Das liegt an der gänzlich andersartigen Natur der Viren.

Die Natur der Viren

Eigentlich sind sie gar keine Lebewesen. Sie sind genetisches Material, das lebende Zellen zur Vermehrung benötigt. Ohne solches sind sie weder lebendig noch tot, sondern einfach nur eine chemische Struktur. Mit Beginn der Digitalisierung wurden Viren mit Programmen verglichen, die wie jede Software nur laufen können, wenn sie in eine entsprechende Hardware gelangen. Computerviren werden zur Malware, die Vorhandenes blockiert, sich selbst aber vervielfältigen lässt. Ähnliches gilt für die Zellen. Sie bilden neue Viren, solange sie Baumaterial dazu haben. Schuppentiere und Fledermäuse sind in dieser Hinsicht besonders geeignet. Beide ernähren sich von Insekten. Die Schuppentiere von Ameisen und Termiten, die Fledermäuse von fliegenden Insekten. Ihre Nahrung ist proteinreich und fetthaltig. Das sind günstige Voraussetzungen für die schnelle Vermehrung von Viren in großen Mengen. Diese müssen weiterverbreitet werden. Organe und Körperbereiche, die mit der Umwelt in intensiver Wechselwirkung stehen, eignen sich dafür am besten. Wie Speichel- und Schleimdrüsen, Lungen und die Ausscheidungsorgane. In diesen teilen sich die Zellen sehr häufig und erneuern damit die Gewebe. Dabei werden beständig neue Viren ausgeschieden und können andere Organismen infizieren. Ideal ist für beide, also für Virus und befallenen Wirt, wenn die Infektion nicht mehr schädigt, aber Viren weiter ausgeschieden werden. Die Viren verschwinden dann scheinbar. Wie die Coronapandemie gezeigt hat, kommt dies bei einer erheblichen Zahl Betroffener sogar dann vor, wenn die Infektion verbreitet schwere bis tödliche Verläufe nimmt. Unter natürlichen Rahmenbedingungen würde eine starke Selektion einsetzen, die symptomfreie Virenverbreiter begünstigt und die Viren schwächt.

Zustände dieser Art gibt es in der Natur zahlreich. Wir kennen bislang nur einen geringen Teil der existierenden Viren. Gefunden werden sie nur, wenn gezielt danach gesucht wird. Auffälliger ist das Vorstadium. Wir kennen es von den Lippenherpesviren. Von solchen Viren sind auch Pferde in ähnlichen Prozentsätzen wie wir befallen. Zum Ausbruch kommt es bei hohem Stress, wie beispielsweise bei Reitturnieren. Ansonsten hat das Immunsystem die Viren im Griff. Konnte dieses bei einer Erstinfektion besonders gut reagieren, entwickelt der Organismus eine nachhaltige Immunität. Wir nutzen dies bei der Impfung gegen Gelbfieber. Sie bietet Schutz über viele Jahre, vielleicht lebenslang. Sehr guten Immunschutz können wir gegen die von Zecken übertragenen Viren bieten, die FSME auslösen. Als Erkrankung ähnelt sie einer Gehirnhautentzündung. In den Zecken bewirken diese Viren nichts. Wiederum weisen solche Befunde auf die enge Verbindung der Viren mit dem Stoffwechselgeschehen in den Zellen hin. Das kann hier nicht weiter vertieft werden. Denn es steht noch Grundlegenderes an.

Viren befallen auch Pflanzen. Das Tabakmosaikvirus ist ein solches Beispiel. Viruserkrankungen betreffen viele Kulturpflanzen. Manche verursachen riesige wirtschaftliche Verluste. Das Wirken von Viren geht noch weiter. Sie können sogar Bakterien angreifen und »verzehren«. Bakteriophagen oder Bakterienfresser werden sie genannt. Der Vorgang verläuft grundsätzlich gleichartig wie bei der Infektion von Tieren und Menschen. Die »Phagen«, die Viren, dringen in die Bakterien ein und veranlassen diese, das Virengenom zu vervielfältigen und neue Viren auszubilden.

Eines wird jetzt deutlich: Kein Lebewesen ist virussicher. Warum? Diese Frage bewegt all jene, die den Ursprung des Lebens zu ergründen versuchen. Viren spielen dabei eine ganz bedeutende Rolle. Sie entsprechen, wie bereits festgestellt, Softwareprogrammen, die zu ihrer weiteren Vervielfältigung die Hardware von Zellen nötig haben. Ohne Zellen keine Viren. Aber ohne Zellen auch kein Leben. Jede lebendige Zelle besteht aus zwei Funktionsteilen, dem chemischen Stoffwechsel und seiner Steuerung durch das Genom. Dieses enthält, wie wir seit einigen Jahrzehnten wissen, eine Menge Genmaterial, das offenbar keine Funktion hat. Unser eigenes Erbgut ist voll davon. Wir haben nicht die früher angenommenen mehr als hunderttausend Gene, sondern lediglich etwa 20 000. Der große Rest ist »Junk DNA«, unnützes Zeug.

Wie geriet es hinein? Die Befunde verdichten sich, dass es sich dabei um Erbgut von Viren handelt, das durch Einbau ins Genom stillgelegt und unschädlich gemacht worden ist. Irgendwann in grauer Vorzeit schon und über die Zeiten hinweg. Die Einbindung in die eigene DNA hat die Feinde entwaffnet. Wahrscheinlich werden sie bei den verschiedenen Kopier- und Vervielfältigungsvorgängen gelegentlich als Schrott entsorgt. All das weist darauf hin, dass sich das Leben seit Urzeiten mit Viren auseinandersetzen muss. Manche Forscher zogen daraus den Schluss, dass Viren sogar am Anfang des Lebens standen. Einst gab es nur so etwas wie Protozellen mit einfachem Stoffwechsel, aber ohne

Genom. Diese konnten sich zwar durch Teilung vermehren, aber nicht verändern, weil keine Informationsspeicherung vorhanden war. Unabhängig von den Protozellen entstanden Informationsträger, die durch Mutationen immer wieder verändert wurden. Ohne Möglichkeit, sich rasch und in großer Zahl vervielfältigen zu können, zerfielen sie. Irgendwann vor dreieinhalb Milliarden Jahren drangen solche Informationsträger, Protoviren, in Protozellen ein. Damit war die Zelle entstanden, die sowohl den Stoffwechsel weiterlaufen lassen konnte als auch in der Lage war, sich zu vermehren und zu mutieren. Das Programm dafür, das Virengenom, war nun vorhanden. Aus dieser Symbiose von Stoffwechsel und Programm, aus dem Eindringen von Software in Hardware also, kam das Leben zustande. Übertreibt es das Programm, führt dies zu exzessiver Vermehrung, zu Krebs. Letztlich hängt es also von den Viren ab, wie das Leben (weiter)lebt.

Literaturhinweise

Freeman Dyson: *Die zwei Ursprünge des Lebens*. Hamburg 1988.

Michael Main: *Kalahari*. Cape Town 1987 (vor allem: S. 217 ff. zur Rinderpest).

Frank Ryan: *Virolution. Die Macht der Viren in der Evolution*. Heidelberg 2009.

Immun gegen Kriegsmetaphern

Barbara Prainsack

Immunität, so argumentierte der italienische Philosoph
Roberto Esposito, gehört ins Diesseits: Wer daran glaubt,
dass Gott, die Natur oder eine andere transzendentale
Macht Krankheit gibt und nimmt, braucht keine andere
Hilfe von außen. Und genau als das erscheint uns Immunität
häufig: als etwas, das ein Körper nicht von allein und von
innen schafft, sondern etwas, das zuerst einmal einen Stimulus von außen braucht – ein Virus, das wir »besiegen«,
und danach Antikörper generieren. Oder eine Impfung, die
unseren Körper »austrickst« und auf diese Weise Immunität
herstellt.

Bekanntermaßen ist es fast unmöglich, über Immunisierung
zu sprechen, ohne Metaphern und Ausdrücke der Kriegsführung oder des Terrorismus zu verwenden: Das Virus ist ein
Eindringling, ein Gefährder. Unser Körper fährt sein Abwehr-
system hoch. Pharmafirmen pushen seit einigen Jahren den
Begriff der »disease interception«, also die Idee, dass es die
Rolle der Medizin sei, Krankheiten »abzufangen« – die in
jedem Menschen schlummern und nur auf den Ausbruch
warten. Man muss sie attackieren wie ein Abfangjäger ein
gefährliches Flugobjekt.

Interessant bei diesen Kriegsmetaphern ist aber auch, dass sie einen wesentlichen Aspekt der Immunität nicht abbilden, dass Immunität etwas Gemeinsames ist. Das bekannteste Beispiel dafür ist die derzeit so viel zitierte »Herdenimmunität«. Wenn genug Individuen gegenüber dem SARS-CoV-2-Virus immun sind, schützt es die gesamte Bevölkerung. Aber schon auf der Ebene individueller Organismen ist Immunität etwas, das gemeinsam erreicht wird. Im Gegensatz zu dem, was die Verteidigungsmetaphorik gemeinhin suggeriert, wird Immunität in Zusammenarbeit des Stimulus mit der Reaktion im Körper hergestellt. Der Stimulus von außen ist nicht nur Feind, sondern auch Kollaborationspartner. Und auch die Grenze zwischen Innen und Außen ist nicht so klar zu ziehen: In manchen Fällen hinterlassen Viren Spuren in der menschlichen DNA und werden zum Teil unseres Erbmaterials. Die menschliche Haut trennt unseren Körper von der Außenwelt, aber nicht vom »Fremden«, Nichtmenschlichen: Der Großteil der DNA in unserem Körper ist mikrobiell. Wir sind also auch in uns drinnen nicht allein.

Die politische Immunität ist ein weiteres Beispiel für die kollektive Natur der Immunität. Durch die Abwehr der Strafverfolgung von Amts- oder Funktionsträger*innen soll nicht die individuelle Person, sondern die Funktion geschützt werden, die eine Person einnimmt – und damit die dahinterstehende Institution. Politische Immunität wurde zu einer Zeit eingeführt, als sich Volksvertreter*innen gegen übermächtige

Regenten oder gegen andere mächtige Akteur*innen behaupten mussten, die unter dem Vorwand der Strafverfolgung demokratische Institutionen lahmlegen wollten. Politische Immunität war ursprünglich ein Instrument des kollektiven Schutzes der Schwachen gegen die Starken.

Vor diesem Hintergrund werden uns auch einige der Mechanismen der Impfskepsis und Impfgegnerschaft etwas klarer. Studien zeigen, dass diese vielerorts mit niedrigem Vertrauen in die politischen Entscheidungsträger*innen in Verbindung stehen. Eine unserer eigenen Studien an der Uni Wien hat gezeigt, dass sie auch mit dem Vertrauen in die Selbstheilungskraft des Körpers zusammenhängen. Impfgegnerschaft, so scheint es, ist nicht nur die Ablehnung eines bestimmen Kollektivs, sondern überhaupt des Kollektiven: »Ich habe eine starke innere Kraft in mir«, nennen uns Studienteilnehmer*innen als Begründung dafür, dass sie sich nicht impfen lassen werden. »Ich schaffe das allein.« Ein Außen braucht es nicht. Ganz allein ist man stark.

Ich glaube nicht, dass ich gegen irgendetwas ganz immun bin. Allein geht das auch gar nicht. Ein wichtiger Teil der Lösung der Krise scheint ironischerweise darin zu bestehen, vulnerabel und nicht allein zu sein.

Armin Nassehi
Im Land des Eigensinns
Möglichkeiten und Grenzen gesellschaftlicher Immunsysteme

Wenn man schon mit Metaphern, die Gesellschaft beschreiben sollen, arbeitet, dann sollten sie wenigstens stimmen beziehungsweise nicht zu sehr an den Haaren herbeigezogen sein. Insofern empfiehlt sich zunächst die Konsultation eines Lehrbuchs für Immunologie, um die Stichhaltigkeit der Metapher zu prüfen. Danach muss ich schon die erste Annahme meines Beitrages zurücknehmen, nämlich, dass die Frage nach der Immunologie gesellschaftlicher Strukturen und Praktiken eine bloße Metapher sei. Gelernt habe ich – neben hochinteressanten Rekonstruktionen der Evolution von Immunsystemen in der belebten Natur –, dass die Immunologie sich mit komplexen Innen-Außen-Verhältnissen beschäftigt. Immunsysteme basieren auf Rezeptoren unterschiedlicher Art, die auf Störungen von außen reagieren, diese Störung von außen gewissermaßen in eine eigene Sprache übersetzen und dadurch in der Lage sind, die Störung abzuwehren oder auf eine höhere Ebene zu bringen. Das Verhältnis von Innen und Außen kann auch so gebaut sein, dass ein Außen durchaus ein dem Organismus inneres Außen darstellt, was zum einen im Hinblick auf die interne funktionale Differenzierung eines komplexen Organismus verweist, zum anderen auch auf endogene Störungen, wie etwa Autoimmunerkrankungen, bei denen das Immunsystem des Organismus gegen diesen selbst vorgeht.

Immunsysteme lösen ein *informationstechnisches* Problem. Ein Immunsystem eines Organismus, der durch einen äußeren Erreger befallen wird, den er nicht dechiffrieren kann, kann darauf nicht reagieren. Ein solcher Erreger kann den Organismus stören, ohne vom Immunsystem überhaupt wahrgenommen worden zu sein oder ohne dass das Immunsystem etwas entgegensetzen kann. Erst wenn der Erreger eine Information für das Immunsystem darstellt, kann es reagieren und mit entsprechenden Maßnahmen die Integrität des Organismus wiederherstellen. Dabei wird zwischen spezifischeren und weniger spezifischen Immunreaktionen und zwischen angeborenen und adaptiven Immunreaktionen unterschieden.

Das Immunsystem ist also lernfähig – evolutionär-phylogenetisch und individuell-ontogenetisch. Wir tragen einerseits eine gattungsspezifische Form der Sensibilität (also Informationsoffenheit) in uns als auch eine, die sich durch Kontakt zu Erregern während der Lebensspanne adaptiv, also lernend verändern und spezifizieren kann. Das Prinzip der Impfung besteht deshalb auch darin, diesen adaptiven Prozess auszulösen, zu trainieren und für Informationen zu sorgen, indem eine Art simulierter Angriff auf den Organismus erfolgt, der daran lernt und dessen Immunsystem Antikörper bildet, um einem echten Angriff standhalten zu können.

Das Interessante daran ist die biologische Beschreibung eines Immunsystems komplexer biologischer Organismen, hier des Menschen, es beschreibt einen Mechanismus, der allen möglichen Systemtypen eigen ist: Das System kann Störungen nicht »objektiv«, sondern nur anhand der ihm eigenen Mittel identifizieren. Es kann die Umwelt nur aus eigener Perspektive betrachten und nur so weit, als es diese Umwelt schon »kennt«. Die Wahrnehmung der Umwelt ist zugleich Fremdwahrnehmung und Selbstwahrnehmung – ein Immunsystem kennt den Erreger nur aus eigener Anschauung und nur mit den Mitteln, die ihm zur Verfügung stehen. Und es gibt ihn nur in der Gestalt, die der Organismus schon kennt. Immun kann man nur gegen etwas sein, das man kennt, beherrschen und kontrollieren kann oder gegen das man Mittel ergreifen kann. Alles andere existiert gar nicht und bringt uns gerade deshalb um.[1]

Ein Immunsystem ist keine konservierende Kraft, auch keine revolutionierende, sondern eine moderat verändernde. Es ermöglicht Anpassungsleistungen, gezielte Sensibilisierungen, Verschiebungen, neue

Wahrnehmungsverhältnisse, eine Erhöhung der Komplexität des Innen-Außen-Verhältnisses, zumindest gilt das für den adaptiven Teil des Immunsystems.

Ist es nun eine Metapher oder eine Parabel, von gesellschaftlichen Immunsystemen zu sprechen? Oder nur eine Analogie? Oder ein Vergleich? Überlassen wir es den Fachleuten für Textsorten, das zu entscheiden. Wahrscheinlich muss man die Funktion eines Immunsystems genauer betrachten und wird dann auf äquivalente Formen kommen. Nicht nur biologische Organismen mit einer Innen-Außen-Grenze, sondern auch soziale Gebilde scheinen eine solche Form der Informationsverarbeitung für interne Störungen zu haben. Sie können nur mit eigenen Mitteln registrieren, was von außen kommt und was mit ihnen geschieht. Das meiste sehen sie nicht. Und auch mit diesem oberschlauen Satz wird nur verdeckt, dass das Verdikt auch für diese Aussage und für den Beobachter dahinter gilt: Was kann er schon sehen? Auch nur das, was er sehen kann.

Die Funktion von Immunreaktionen sind Sensibilisierungen zur Aufrechterhaltung der eigenen Integrität und Struktur. Sie versuchen gewissermaßen, die Amplitude der Reaktionen auf eine äußere Störung möglichst niedrig zu halten oder wieder zu begradigen. An der COVID-Krise ließ und lässt sich hervorragend beobachten – es liegt tatsächlich nahe, auch die Gesellschaft als infiziert betrachten zu können und die unterschiedlichen Instanzen dabei zu beobachten, wie ihre Immunreaktionen auf diese Krise aussehen.

Ihre Abwehrmaßnahmen folgen je eigenen Sensibilitäten und Mechanismen, und ihre Krisenwahrnehmung ist geschult an den jeweiligen Grundausstattungen, aber auch an den Lernprozessen, wie man auf Störungen reagiert. Es macht einen Unterschied aus, ob man in der Reaktion politische, medizinische, wissenschaftliche, ökonomische oder familiale Probleme lösen muss. Und besonders auffallend war und ist, wie sehr alle Akteure in die Routinen und Abwehrmechanismen verstrickt sind, die sie zuvor schon kannten. Dass das politische »Antigen« womöglich mehr darauf geeicht ist, Massenloyalität und Wählerstimmen zu erhalten als Sachprobleme zu lösen, ist ein interessanter gesellschaft-lich-immunologischer Befund, und dass sich ökonomische Akteure vor allem Sorgen um den Cashflow machen, nicht minder.[2] Zu einer Immunreaktion im Sinne einer Neuanpassung ist es kaum gekommen, was wohl auch ein Grund dafür ist, dass die Reaktion auf die Krise fast nur ausgetretenen Pfaden folgte. Adaptiv war da weniger, als möglich gewesen wäre. Dazu gehört übrigens auch, wie spät erst der Aspekt sozialer Ungleichheit und die sehr unterschiedliche Betroffenheit unterschiedlicher Teile der Bevölkerung registriert wurden.

Aber genau genommen liegt die semantische Parallele deshalb nahe, weil die Krise eine Virenkrise ist – die Reaktionen zeigen, wie sehr gesellschaftliche Praktiken auf ihre eigenen Strukturen festgelegt sind und nur in den Bahnen reagieren, für die sie sensibilisiert sind. Wie soll man es sagen? An der eigenen Immunreaktion festzuhalten, braucht weniger kognitive Energie, als neue Formen zu entwickeln, wie die Abweichung stets mehr Begründung erfordert als die Wiederholung und die Kritik aufwendiger ist als die Affirmation. Jedenfalls findet die Analogie hier ihre Grenze: Eine Impfung von außen scheint es für gesellschaftliche Praktiken nicht geben zu können, denn diese haben nur interne Optionen – allenfalls für Organisationen mag man an so etwas denken, weil sie ein unmittelbares Innen-Außen-Management betreiben können, wenngleich es über metaphernstarke Formulierungen meist nicht hinauskommt.[3]

Man kann gesellschaftliche Immunisierungen als Versuche deuten, nicht einfach zu kontinuieren oder Veränderungen auszuschließen, sondern Veränderungen in eine Kontinuität einzubauen. Immunisierungen sind Versuche, die Integrität eines Organismus, einer Struktur oder einer Konstellation zu erhalten, ohne sich dem Diktat der Veränderung zu unterwerfen. Es sind Reaktionen auf dem Boden der eigenen Möglichkeiten, die sich selbst erhalten müssen. Immunreaktionen sind zugleich Ermöglichung von und Widerstand gegen Veränderung.[4] Im Folgenden sei das an drei Beispielen vorgeführt, wie solche Immunreaktionen funktionieren.

Typisierungen/Stereotype

Eines der wichtigsten Theoriestücke der Soziologie ist derzeit fast in Vergessenheit geraten, nämlich der Mechanismus der Typisierung. Gerade aus der phänomenologischen Soziologie liegen grundlegende Erkenntnisse über die Vertrautheit und Typik der Lebenswelt vor,[5] die heute geradezu kontraintuitiv wirken. Solche Theorien zeigen sehr deutlich, dass wir schon immer typisiert haben und damit kulturelle Differenz im Blick hatten. Entscheidend ist der Bias aufs Vertraute, der sich nicht überwinden lässt – weder durch moralische Gebote noch durch genaueres Hinsehen.

Es gehört zu den Einsichten einer Soziologie des Fremden, dass das Fremde mehr Informationswert hat als das Gewohnte – und damit merkwürdigerweise vertrauter wird als das »Eigene«.[6] Man hat mehr (Vor-)Urteile über das Fremde, weil es eben einen Informationswert hat, während das »Eigene« ohne großen kognitiven Aufwand mitläuft. Das lässt sich informationstheoretisch einfach erklären. Wenn eine Information ein Unterschied ist, der in einer konkreten Situation einen Unterschied macht, sticht das Unerwartete deutlicher hervor als das Gewohnte. Das hat physiologische Gründe, nach denen ein Organismus sich am besten in eine Umwelt anpasst, wenn er externe Reize als Information integrieren kann, um darauf zu reagieren. Kybernetisch würde man das als *requisite variety* bezeichnen, nach William Ross Ashbys These, dass ein System sich auf eine volatile Umwelt nur dann einstellen kann, wenn es Varietät in sich selbst einbaut.[7] Und man kann es selbstverständlich auch sozial erklären. Abweichung erzeugt mehr Aufmerksamkeit als Regelmäßigkeit, weil es *als Abweichung* mehr Aufmerksamkeit erzeugt – als Interesse, als Faszination, als Gefahr, als Angst usw.

Typisierungen sind stets ungerecht und asymmetrisch – ihre Funktion liegt klar auf der Hand. Würden wir ohne ein lebensweltliches Vorverständnis durch die Welt gehen, ohne Wissen darum, dass die Dinge *so* sind und eben *nicht anders*, wäre der kognitive Aufwand ungleich höher und zugleich die Orientierung in der Welt fast unmöglich. Die

Asymmetrie von Typisierungen – über Menschen mit anderer Hautfarbe, über Migrantinnen und Migranten, über »Fremde«, über Frauen, über sexuelle Orientierungen usw. – ist stabil, zugleich aber gerade in der Stabilität Gegenstand gesellschaftlicher Debatten. Es stößt also die Typik auf Ansprüche gegen die Typik, die dadurch zugleich bestätigt und unterlaufen wird. Eine der Reaktionen besteht darin, Typisierungen generell für illegitim zu halten – zumindest in der soziologischen Lehre fällt auf, dass sich die Funktion von Typisierungen für die gesellschaftliche Praxis immer weniger plausibel machen lässt, weil diese mit dem normativen Anspruch kollidiert, dass die Typologisierung eben asymmetrisch ist. Aber genau das ist etwas, an das sich die Situation nicht anpassen kann – einerseits die Stabilität der Typisierung, mit der man etwa erklären kann, warum Menschen durchaus rassistisch reagieren, wahrnehmen, sprechen, auch wenn sie sich selbst nie so beschreiben würden. Und umgekehrt gilt dann, dass alles Konflikthafte nur noch über wechselseitige Typisierungen unter Rassismusverdacht gerät.

Das löst starke Immunreaktionen aus – als Kritik an der Typik und als höhere Konfliktlage bezüglich des Rassismusthemas. Es ist nicht nur eine begriffliche Metapher, die hier aufgerufen wird, sondern es ist tatsächlich eine Immunreaktion, darauf zu reagieren, dass ein Schutzmechanismus, den die Typisierung im Alltag darstellt, letztlich durch eine starke Immunreaktion in der gesellschaftlichen Kommunikation infrage gestellt wird. Die Typik selbst kann darauf nicht reagieren und muss sich gewissermaßen neu adaptieren. Technisch gesprochen könnte man sagen: Sie muss sich auf ein höheres Unterscheidungs- und Komplexitätsniveau bringen, was dann tatsächlich exakt dem Mechanismus entspricht, der letztlich auch in biologischen Systemen zu beobachten ist – eine höhere *requisite variety* auszubilden.

An diesem Argument wird deutlich, wie sehr Kritik und neue Erfahrungen selbst als Immunsystem auftreten (können) und in der Gesellschaft Formen durchsetzen, die Anschlussfähigkeit unter neuen Bedingungen erlauben. Wer erinnert sich noch an die Konflikte in früheren Jahrzehnten, die es etwa mit starkem Bildungsaufstieg gab oder mit der Veränderung von Geschlechterrollen? Gerade was Geschlechterrollen angeht, stellt sich die Frage, ob die höhere Konfliktdichte bei gleichzeitiger Verbesserung der Partizipation von Frauen in allen Bereichen der Gesellschaft nicht noch mitten in einer Immunreaktion steckt, der es offensichtlich nicht wirklich gelingt, den Konflikt und den Widerspruch aufzuheben. Die schon sprichwörtlich gewordene Diagnose von Aladin El-Mafaalani, dass es gerade die Verbesserung der Lage von Migrantinnen und Migranten sei, die für größere Konflikte sorgt, gilt auch für diesen Fall.[8] Man kann an dem Beispiel deutlich sehen, wie sehr ein solches Immunsystem der Kritik kämpfen muss, um zu Neuanpassungen zu kommen. Das löst die starke Immunreaktion gegen die Typisierung mit dem Hinweis aus, genauer hinsehen zu müssen. Diese größeren Konflikte muss man als Immunsystem ansehen – als den Versuch, eine neue Form zwischen bestehenden Stereotypen und Typisierungen sowie neuen Erfahrungen zu finden, die sich adaptiv auf das Problem einstellen.

Was ist gewonnen mit diesem Begriffsvorschlag? Zumindest dies: Es geht nicht nur um Interessen, nicht nur darum, dass sich nun eine Gruppe gegen eine andere durchsetzt, auch nicht um einen Streit um begrenzte Ressourcen, sondern um eine Neuordnung eines Konflikts und um die Veränderung von Kategorien. Die Paradoxie, dass die Thematisierung des Rassismus exakt das sichtbar machen muss, was man unsichtbar machen will, ist nicht einfach eine logische Kuriosität, sondern Ausdruck einer solchen Immunreaktion, die auf Adaption und Neuordnung drängt. Die Immunreaktion ist verändernd und konservativ zugleich, sie sichert und verändert Anschlussfähigkeit, die es ermöglicht, die Kritik zu integrieren, und muss gewissermaßen darauf »hoffen«, dass sich neue, problemadäquate Routinen etablieren. Was freilich problemadäquat ist, entscheidet stets ein Beobachter (der der Prozess selbst sein kann).[9]

Klimaproteste

Warum gibt es einen so großen Gap zwischen dem Wissen um die Klimakrise und ihren Lösungskonzepten? Die Dramatik des Klimawandels und bevorstehender Probleme steht außer Zweifel. Wenn auch sehr strittig ist, wie man die entsprechenden Ziele erreichen will – die Bandbreite reicht vom Vertrauen in technische Anpassungen über moralische Appelle an individuelles Verhalten bis zu einem Rückbau der Industriegesellschaft auf subsistenzwirtschaftliches Niveau[10] –, besteht über die Ziele und ihre Dringlichkeit offensichtlich ein weitreichendes Einverständnis. Und selbst wenn das eine allzu vereinfachende Beschreibung ist, verweist sie doch auf eine erhebliche Lücke. Das Problem lässt sich sehr einfach beschreiben: Offensichtlich gelingt es nur schwer, so etwas wie kollektives Handeln auszulösen. Das fällt einer funktional differenzierten Gesellschaft schwer, auch weil politische Akteure trotzdem Wahlen gewinnen wollen/müssen, ökonomische Akteure auch bei Umstellung auf andere Produkte vor allem wettbewerbsfähig bleiben wollen/müssen und Menschen in ihren Routinen und Infrastrukturen die Mittel brauchen, mit denen sie ihr Verhalten ändern können, schlicht auch, weil man sich Verzicht auch leisten können muss. Letztlich scheitert die Lösung des Klimaproblems weniger am Wissen über die Wirkzusammenhänge zwischen der Verbrennung fossiler Energieträger und der CO_2-Konzentration in der Atmosphäre, sondern an den ziemlich stabilen Routinen einer Gesellschaft, die sich auf diese als extern erlebte, aber endogen erzeugte Problemlage nicht einstellen können. Man könnte sogar sagen, dass die internen Schutzmechanismen einer auf Gewaltenteilung und Interdependenzunterbrechung setzenden Gesellschaft selbst zum Problem werden.

Dieses endogene Problem wird in der Gesellschaft wahrgenommen – und es entsteht eine Immunreaktion, die sich quer zu dieser strukturellen Lösung verhält. Die Form ist vor allem Protest, etwa der weltweite *Fridays for Future*-Protest, aber auch der Versuch, Kommunikationsformen quer zur Differenzierung zu etablieren. Das entstehende Immunsystem versucht, die Funktionssysteme beziehungsweise die unterschiedlichen Perspektiven zu zwingen, ihre Logiken aufeinander einzustellen, obwohl sich diese evolutionär entwickelt haben, exakt das zu vermeiden. Es ist nicht ausgemacht, dass das gelingt, aber die immunologische Logik besteht gewissermaßen darin – nun tatsächlich in metaphorischer Übertreibung –, das Fieber zu erhöhen, eine Reaktion zu erzwingen, die innerhalb der Gesellschaft nicht einfach in die Routinen der Funktionssysteme einrasten kann. Wäre man naiv, würde man erwarten, dass es zu Entdifferenzierungen kommt, dass indes das Differenzierungsschema aufgehoben wird, ist nicht zu erwarten. Aber zumindest wird es zu netzwerkförmigen Querlogiken kommen.

Übersetzungsagenturen

Wird es nicht möglich sein, Orte zu etablieren, an denen die Gesellschaft sich auf ein neues Arrangement von Entscheidungsroutinen einlässt? Sind nicht vielleicht Ethikräte oder ähnliche Orte, in denen Logiken unterschiedlicher Provenienz wenigstens versuchsweise aufeinander Bezug nehmen müssen, Ergebnisse solcher Immunsysteme? Ist nicht das Neue an der Klimaprotestbewegung, dass sie anders als frühere Protestbewegungen selbst auf eine Form der Zusammenschau der getrennten Logiken drängt?

Dies in Frageform zu formulieren, ist keineswegs rhetorischer Natur, es ist eher der Versuch, den funktionalen Sinn solchen Protests und neuer Orte zu verstehen, die keineswegs die Struktur der Differenzierung aufheben, aber die Gesellschaft mit Abwehrmechanismen ausstatten können, ihre Entscheidungsroutinen zu verändern und Übersetzungsleistungen vorzunehmen. Überhaupt scheint die Idee von Übersetzungsleistungen eine immunologische Funktion zu haben – wohl wissend, dass es um die Fortsetzung von Möglichkeiten geht, nicht um unwahrscheinliche disruptive Veränderungen. Das gilt auch, wenn der Protest aus aufmerksamkeitsökonomischen Gründen auf Disruption setzt.

Ein Beispiel aus eigener Forschung mag das verdeutlichen. Wir haben untersucht, wie die Gesellschaft mit einem Phänomen wie Intersexualität umgeht.[11] Wir haben am Beispiel einer Ethikratsdebatte über Intersexualität untersucht, wie sich sachliche Differenzierungen der Gesellschaft in einem konkreten Setting zeigen. Es ging um die Frage, wie sich intersexuelle Menschen in medizinischen und rechtlichen Kontexten bewegen und wie ihre eigenen Anliegen sowohl medizinisch als auch etwa personenstandsrechtlich gesellschaftlich behandelt werden. An der Ethikratsdebatte und überhaupt an diesem Feld lässt sich zeigen, was den Unterschied der beiden Denkungsarten ausmacht. In der sozialwissenschaftlichen Reflexion über Minderheitenpositionen wird meistens das große Anerkennungsgeschirr benutzt. Man kann sich die Gesellschaft letztlich nur als Anerkennungsraum vorstellen, in dem Solidarität die Minderheit schützt, unangemessen behandelt zu werden. Das ist normativ überzeugend, aber bleibt letztlich in erwartbaren Bahnen. Und ganz ohne Zweifel ist ein hohes Maß an normativer Anerkennung durch einen veränderten öffentlichen Diskurs nötig, damit solche Prozesse überhaupt möglich werden, damit sich der Ethikrat, der Gesetzgeber und auch die Öffentlichkeit überhaupt mit einem solchen Thema differenziert auseinandersetzen. Das in Abrede zu stellen, wäre naiv.

Aber es ist am Ende nicht die normative Anerkennung, nicht die konfessionelle Unterstützung, die die Dinge »gesellschaftlich« verarbeiten, sondern eben jene funktional differenzierten Instanzen der Gesellschaft, die die Sache bearbeiten – und das mit je eigenen und je begrenzten, dafür aber leistungsfähigeren Mitteln. Wir konnten an dem besagten Fall empirisch zeigen, wie sich medizinische, rechtliche, politische und auch Betroffenenperspektiven unterscheiden und wie stark gerade diese Ausdifferenzierung der unterschiedlichen Problemlagen erst die Potenziale freigesetzt hat, Adressaten für Kritik zu finden, konkrete medizinische und rechtliche Praktiken überhaupt zu kritisieren und ihnen die Chance zu geben, sich auf die Situation der betroffenen Gruppe einzustellen. Dieses Beispiel sieht aus wie ein marginales Phänomen der Gesellschaft, aber genau betrachtet geht es hier um alles, denn es ist die Funktionsweise einer Gesellschaft, die nicht einfach einen Raum der Anerkennung und der Berücksichtigung von Akteuren kennt, sondern eben auch die Differenzierung in der Sachdimension – also den Unterschied, den eine juristische, medizinische und konkret lebensweltliche Perspektive macht.

Das ist anstrengend und eine Zumutung für alle Beteiligten – aber gerade die Entstehung eines Ortes wie der Ethikrat, der die getrennten Logiken an einen Tisch *zwingt* und dann auch tatsächlich zu einer Stellungnahme führt, die dann Grundlage für konkrete Lösungen rechtlicher, politischer und persönlicher Art werden, hat eine immunologische Funktion, weil sich alle Akteure in einer neuen Konstellation einrichten müssen. Man kann diese Ethikratsdebatte, auch wenn sie eine kleine Debatte zu einem kaum gesamtgesellschaftlich durchschlagenden Problem war, als einen paradigmatischen Fall für eine immunologische Reaktion sehen. Die Herausforderung des Problems verlangte eine adaptive Lösung, die nicht einfach auf Anerkennung und Moral setzen konnte, auch nicht darauf, dass die Dinge ihren gewohnten Gang gehen, denn gerade das konnten sie nicht. Es ist vielmehr der Ort dieses Rates, an dem es offensichtlich gelungen ist, die unterschiedlichen Perspektiven so aufeinander zu beziehen, um eine ganz andere Form von Anerkennung zu ermöglichen.

Im Deutschen Ethikrat gelang es allerdings nicht, Perspektivendifferenzen zu tilgen oder die unterschiedlichen Geltungsansprüche von Medizinern, Juristen und Betroffenen zu versöhnen. Aber er hat wenigstens dafür gesorgt, dass eine Form gefunden wurde, die Geltungsansprüche anders anzuordnen als sonst. Die immunologische Funktion ist gewissermaßen eine wechselseitige Kontrolle der Geltungsansprüche, ohne sie zu negieren. Damit wird übrigens auch die Anerkennung der Betroffenen auf ein ganz anderes Komplexitätsniveau gehoben, mit dem die Betroffenen zwar weniger zufrieden sein konnten, aber eine Lösungsperspektive möglich wurde – hinter die man übrigens schwer zurückkann.

Nun geht es hier nicht um diesen Fall, sondern eher um die Entstehung von Orten wie dem Ethikrat, die quer zur Logik der gesellschaftlichen Problembearbeitungsroutinen stehen. Sie wirken wie ein Immunsystem, indem sie Neuadaptionen an Herausforderungen ermöglichen, ja erzwingen – und es ist kein Zufall, dass solche Gremien oft unter dem Firmenschild *Ethik* firmieren, was ein Hinweis darauf ist, dass es dafür letztlich keinen angemessenen Namen, keine angemessene Bezeichnung gibt. Die Logik besteht darin, dass Expertinnen und Experten unterschiedlicher Gebiete, Betroffene und andere an sich selbst erleben, wie sich ihre Sätze verändern, wenn sie die Geltungsansprüche anderer gegenüber erheben müssen, anderen Logiken und anderen Formen von Geltungsansprüchen. Sie setzen nicht außer Kraft, dass die Dinge – wie in diesem Fall – sehr wohl je der politischen, medizinischen und juristischen Logik folgen müssen, denn es geht um die Unterscheidung von anderen Diagnosen, es geht um Personenstandsfragen, es geht um die juristische Kodifizierung von Ansprüchen – all das läuft weiter. Aber die immunologische Logik besteht darin, dass hier die Konstellationen geändert werden und Lösungen im Lichte der anderen Geltungsansprüche denkbar werden, auch und gerade der Betroffenen selbst.

Ganz am Anfang habe ich formuliert, die Funktion immunologischer Reaktionen bestehe darin, die Eigenkomplexität eines Organismus, eines Systems, einer Konstellation auf ein höheres Niveau zu setzen, will sagen, mit mehr und anderer Anschlussfähigkeit rechnen zu können. Es verändert den Informationshaushalt auf unterschiedlichen Ebenen. Exakt das zeigt dieses Beispiel. Und es erweist sich: Die immunologische Logik setzt stets auf den Eigensinn und die eigenlogische Reaktion der betreffenden Entitäten, nicht auf die Kausalität von außen. Bei Organismen gilt dies auch für eine von außen zugeführte Impfung, die nicht selbst die Lösung darstellt, sondern für eine eigensinnige Reaktion sorgt, die das Problem löst.

Soziale Systeme können nicht geimpft werden, wenigstens nicht von außen. Sie können aber die Eigenlogik und den Eigensinn ihrer eigenen

Praktiken verändern und anregen, als eine Form endogener Impfung, wenn man so will. Vielleicht wäre das ein Schritt, von Kausalität auf Funktion umzustellen und so ganz andere Lösungshorizonte aufscheinen zu lassen.

Anmerkungen

1 Vgl. dazu sehr instruktiv Lothar Rink, Andrea Kruse, Hajo Haase: *Immunologie für Einsteiger.* 2., neu bearbeitete und aktualisierte Auflage, Heidelberg 2015, S. 2–15.

2 Vgl. dazu schon Armin Nassehi:»Über die Hyperkomplexität der Corona-Krise. Nicht Einzelne sind infiziert, sondern die ganze Gesellschaft«, in: *Tagesspiegel* vom 11.04.2020; vgl. auch die Videoaufzeichnung meiner Corona-Lecture / LMU-München:»Die infizierte Gesellschaft und die Unerreichbarkeit des Virus« vom 18.12.2020, https://www.youtube.com/watch?v=Ix 6PDqrybTo .

3 Hier ein aktuelles Beispiel für solche eher insuffizienten begrifflichen Strategien. Markus Berg, Valentin Nowotny, Klaus Weissmann: *Corporate Innovation Mindset. Das Redesign Ihrer Unternehmens-DNA.* Stuttgart 2021.

4 So ähnlich, aber mit einem stärkeren Fokus auf die Funktion von Widersprüchen vgl. Niklas Luhmann: *Soziale Systeme. Grundriß einer allgemeinen Theorie.* Frankfurt am Main 1984, S. 501 ff.

5 Alfred Schütz, Thomas Luckmann: *Strukturen der Lebenswelt.* Konstanz 2003, S. 193 ff.

6 Vgl. dazu schon Armin Nassehi:»Der Fremde als Vertrauter«, in: *Kölner Zeitschrift für Soziologie und Sozialpsychologie* 47 (1995), S. 443–463.

7 William Ross Ashby: *Introduction to Cybernetics.* London 1956, S. 47.

8 Vgl. Aladin El-Mafaalani: *Das Integrationsparadox. Warum gelungene Integration zu mehr Konflikten führt.* Köln 2018.

9 In der Nomenklatur der Systemtheorie lautet das so:»Das Immunsystem schützt nicht die Struktur, es schützt die Autopoiesis, die geschlossene Selbstreproduktion des Systems ... Der Vergleich mit dem Immunsystem von Organismen führt zur Forderung einer immunologischen Logik ... Der Vergleich ist nicht nur metaphorisch gemeint, sondern funktional« (Niklas Luhmann, a. a. O., S. 507).

10 So etwa Niko Paech:»Auf dem Weg in die Postwachstumsökonomie«, in: *Orientierungen zur Wirtschafts- und Gesellschaftspolitik* 134/4 (2012), S. 61–67.

11 Armin Nassehi, Irmhild Saake, Matthias Tann:»Anerkennung und Eigensinn. Übersetzungskonflikte am Beispiel der Ethikratsdebatte zu Intersexualität«, in: *Soziale Welt* 3/4 70 (2019), S. 233–267.

IMMUN GEGEN SELBSTDARSTELLUNG
LILY LILLEMOR

Ich bin immun gegen ...

- **selbstdarstellende Trends** in Social Media & Co., die viele meiner Generationsgenoss*innen brauchen, um sich selbst zu vergewissern;

- **jede überhöhte Selbstdarstellung**, die verhindert, dass es mehr junge Individualisten gibt (was weniger mit überhöhtem Selbstbewusstsein als mit der Schnelllebigkeit zu tun hat, mit der wir klarkommen müssen);

- alle, die sich selbst zu wichtig nehmen (hat mich meine Mutter gelehrt);

- **die Verunsicherung meiner Generation**, wenn uns eingeredet wird, wir hätten so viele Auswahlmöglichkeiten. Doch jeder Mensch ist in seinen Fähigkeiten limitiert, und eine realistische Selbsteinschätzung hierüber ist hilfreicher als das 20. Praktikum.

Ich bin für ...

- **mehr Resilienz und tatsächlichen Widerstand**, um sich abzugrenzen und ohne das Gefühl zu haben, sich dafür zwingen zu müssen;

- **mehr Immunität von innen**, denn nur das persönliche System bietet stabilen Schutz vor äußeren Einflüssen;

- **eine sich entwickelnde Immunisierung** im Laufe des Lebens, da viele Dinge in jüngeren Jahren (Pubertät) durchsickern, weil man selbst durchlässiger ist;

- **eine Immunität**, die fortlaufend an ihren Aufgaben wachsen darf.

Juliane Junge-Hoffmeister
Auffrischimpfung
Ein Diskurs über das Impfen gegen psychische Beschwerden

Was brauchen Kinder, um seelisch gesund aufzuwachsen? Spontane Antwort einer 13-Jährigen: eine funktionierende Familie, die einem Halt gibt, Freiräume für die eigene Entwicklung, Freunde treffen können, keinen Druck, elterlichen Idealen entsprechen zu müssen, Motivation durch die Eltern und dass sie ihren Selbstwert stärken. Ein Neunjähriger ergänzt: dass die Eltern mit dem Kind spielen, dass sie ihr Kind streicheln und mit ihm kuscheln.

Sicher, das sind individuelle Antworten zufällig befragter Kinder und keine repräsentativen Studienergebnisse. Dennoch, wenn aufgeschlossene Kinder diese durchaus auch wissenschaftlich belegten Schutzfaktoren so direkt benennen können und – so unterstelle ich – die überwiegende Zahl der Eltern versucht, ihre Kinder gut zu erziehen und zu begleiten, warum berichten dann aktuelle Studien von Prävalenzraten psychischer Erkrankungen bei Kindern und Jugendlichen von mehr als 20 Prozent[1] schon unter »Normalbedingungen«? Die Coronapandemie hat die Rate betroffener Kinder schon jetzt auf mehr als ein Drittel anwachsen lassen.[2]

Zu Recht diskutiert man immer öfter die Frage, wie viel Lockdown für Heranwachsende vertretbar ist und wie der Infektionsschutz gegenüber der psychischen Gesundheit zu gewichten ist. Einfache Antworten auf diesen Zielkonflikt gibt es nicht. Fakt ist jedoch, dass Kinder und Jugendliche mit manifesten psychischen Beschwerden – anders als Menschen mit akuten Atemwegserkrankungen oder anderen somatischen Problemen – in weniger als zehn Prozent der Fälle eine ärztliche beziehungsweise psychotherapeutische Behandlung erhalten.[3] Die psychische Gesundheit sowie die Inanspruchnahme von Versorgungsangeboten sind dabei umso schlechter, je geringer der soziale Status der Heranwachsenden ist.[4] Dabei sind die ökonomischen und gesellschaftlichen Kosten psychischer Erkrankungen immens: monetär (etwa die direkten Behandlungskosten und indirekten Arbeitsausfallkosten)[5], aber auch für die individuellen Biografien betroffener Kinder und Jugendlicher (zum Beispiel schulische Erfolge und Ausbildungsabschlüsse, die soziale Entwicklung und Integration, die Partnerschaftsentwicklung bis hin zur eigenen späteren Elternschaft).

Letztlich sind also psychische Probleme Einzelner nicht nur ein individuelles Problem, sondern durchaus relevant für die Volkswirtschaft und den gesellschaftlichen Zusammenhalt, das heißt auch für die Fähigkeit, in Krisenzeiten konstruktiv in der Gemeinschaft zusammenzuwirken.

Es gibt also gute Gründe, zu überlegen, an die Stelle der späteren Behandlung eine frühzeitige Immunisierung zu setzen. Aber geht das? Kann man gegen psychische Erkrankungen impfen wie gegen die Masern?

Gemeinhin wird unter einer Impfung die Gabe eines Impf*stoffes* (= stofflich) mit dem Ziel des Schutzes vor einer (Infektions-)Krankheit verstanden. Das Immunsystem wird dabei so aktiviert, dass es lernt, Krankheitserreger effektiv zu neutralisieren. In der Vakzinologie stellen sich konkretisierend unter anderem folgende Fragen:

1. Welche Krankheit soll der Impfstoff verhindern?
2. An welchem Krankheitserreger oder Mechanismus muss das Vakzin ansetzen?
3. Was muss der Impfstoff enthalten? Oder mit welcher Intervention kann man den Erreger ganz konkret unschädlich machen?

Versuchen wir eine Übersetzung dieser Fragen in die Psychopathogenese.

Welche Krankheit soll der Impfstoff verhindern?

Betrachten wir Angststörungen oder Depressionen, posttraumatische Belastungsstörungen oder Zwänge, stoffgebundene Suchterkrankungen (wie Alkoholabhängigkeit) oder nicht stoffliche Süchte (wie die Gaming Disorder)? Geht es um Essstörungen oder Persönlichkeitsstörungen (etwa die narzisstische oder die Borderline-Persönlichkeitsstörung)? Geht es ausschließlich um Störungen von »Krankheitswert« oder auch um das unbequeme Übermaß an *hyperaktivem Verhalten* beziehungsweise das *irgendwie anders* Sein?

Die Frage ist nicht trivial, denn der »Fit« in ein System oftmals leistungsorientierter gesellschaftlicher und ökonomischer Normen wie Regeln entscheidet mit über Erfolg und Misserfolg und die langfristige emotionale Gesundheit. Je konkreter die Antwort auf diese Frage, desto besser die Passung des Impfstoffs. Die internationale Klassifikation psychischer Störungen[6] unterscheidet allein zehn Unterkapitel mit rund 80 Oberkategorien und jeweils weiterer dreistelliger Spezifikation.

An welchem Krankheitserreger oder Mechanismus muss das Vakzin ansetzen?

Zu den meisten dieser Erkrankungen gibt es elaborierte Störungsmodelle verschiedener theoretischer Ausrichtung. Die psychologisch-psychotherapeutische Wissenschaft der letzten 60 Jahre hat sich – in jüngerer Zeit ergänzt um die Neurowissenschaften – darum bemüht, diese Störungsmodelle immer weiter wissenschaftlich zu fundieren und die kausalen Risikofaktoren für die verschiedenen psychischen Erkrankungen auszumachen. Ein kausaler Risikofaktor entspricht quasi dem »Virus«. Nicht jedes Virus macht gleichermaßen krank (ist also *potent*), und oft braucht es in der Ätiopathogenese psychischer Erkrankungen quasi ein »Viren-Bündel«, das unter spezifischen Bedingungen (etwa in einer chronischen Stresssituation) auf einen »Wirt« mit bestimmten

Merkmalen trifft. Die Annahme ist, dass man kausalen Risikofaktoren mit gezielten Interventionen begegnen, das heißt, ihnen vorbeugen oder sie heilen kann. Andere Risikofaktoren dienen als Marker eines geeigneten, besonders anfälligen Wirts, wie beispielsweise das Geschlecht. Für die Mehrzahl psychischer Erkrankungen gilt – anders als für SARS-CoV-2 –, dass Mädchen und Frauen gefährdeter sind als Männer, jedoch ist das abhängig von der genauen Erkrankung und dem Lebensalter bei Erkrankungsbeginn. Beispielsweise haben Jungen vor der Pubertät ein höheres Risiko für Syndrome, die mit Störungen der neurologischen Entwicklung verknüpft sind (zum Beispiel die Aufmerksamkeitsdefizit-Hyperaktivitätsstörung, ADHS).[7] Eine Basis für solche neurologischen Entwicklungsstörungen wird möglicherweise durch ausgeprägten Stress während der Schwangerschaft der Mutter gelegt. Zwangsläufig ist diese Kausalkette jedoch nicht. Es kommen – in der Rolle von neutralisierenden Antikörpern – auch puffernde Faktoren zum Einsatz (etwa eine gute emotionale Unterstützung durch den Vater, die pränatale Bindung zum Kind und eine günstige genetische Ausstattung).[8]

Nehmen wir ein anderes Beispiel: Als Risikofaktoren (»Krankheitserreger«) für Angsterkrankungen gelten *individuelle Bedingungen* wie (epi)genetische Faktoren, die Tendenz zur kognitiven Fehleinschätzung von Bedrohungsreizen durch bestimmte Aufmerksamkeitsprozesse, ein vermeidendes Temperament in neuen beziehungsweise sozialen Situationen sowie entsprechende vermeidende dysfunktionale Bewältigungsmuster. Ebenso wichtig sind jedoch *familiäre oder Umweltfaktoren,* unter anderem eine unsichere Bindung zu den Eltern, elterliche Angsterkrankungen, Umweltfaktoren, die Vermeidung unterstützen (wie Mangel an Sozialkontakten), Peereinflüsse, Mobbing sowie mangelnde soziale Unterstützung.[9, 10]

Während pathologische Trennungsängste und bestimmte spezifische Phobien (zum Beispiel vor konkreten Umweltreizen wie Gewitter) schon im (frühen) Kindesalter auftreten, manifestieren sich Soziale Phobien in der Regel in oder nach der Pubertät, wenn soziale Vergleiche zunehmend relevant werden. Dies lässt sich für andere Erkrankungen ähnlich durchdeklinieren. Oft stehen die Störungen in einem ursächlichen Zusammenhang, das heißt, eine wirkt als »Virus« für eine weitere. So ist beispielsweise nachgewiesen, dass eine Soziale Phobie einen Risikofaktor für eine spätere Depression darstellt.[11] Auch Alkoholmissbrauch zur Kompensation sozialer Ängste ist ein klinisch ernst zu nehmendes Phänomen. Der Pfad, über den das geschieht, lässt sich klinisch und empirisch gut nachvollziehen. Angst vor sozialen und/oder Leistungssituationen führt zu Vermeidung und Rückzug und damit zu einer Beeinträchtigung im Selbstwirksamkeitserleben in Performanzsituationen. Ein Teufelskreis entsteht, dessen permanente Spannung demoralisiert und/oder nur durch die spannungslösende Wirkung von Alkohol oder Drogen ausgehalten werden kann.

Anhaltende Maßnahmen des »Social Distancing« verschaffen Prädisponierten in diesen Tagen ideale Bedingungen zur kurzfristigen Entlastung, jedoch bilden sie langfristig den Nährboden für die Manifestation solcher Abwärtsspiralen in die psychische Erkrankung.

Sind psychische Erkrankungen ansteckend?

Bei somatischen Erkrankungen, wie SARS-CoV-2, treibt uns die Frage um, wie sich einerseits das Risiko für einen schweren Krankheitsverlauf des Einzelnen reduzieren lässt (die Frage nach der individuellen Immunreaktion). Gleichzeitig ist aber auch relevant, inwiefern man die Infektiosität des Einzelnen beeinflussen kann.

Sind die steigenden Prävalenzraten psychischer Erkrankungen in der Coronakrise vielleicht Ausdruck einer interindividuellen Ansteckung oder spiegeln sie wider, dass immer mehr Kinder und Jugendliche die Grenzen ihrer Ressourcen zur Krisenbewältigung, das heißt des psychischen Abwehrsystems erreichen? Wahrscheinlich beides.

Seit der Zeit der Aufklärung ist der sogenannte *Werther-Effekt* bekannt. Nachdem Johann Wolfgang von Goethe 1774 seinen berühmten

Briefroman über die unglückliche Liebe Werthers zu Lotte veröffentlicht hatte, soll es zu einer Welle von Suiziden unter jungen Menschen gekommen sein. Auch in jüngerer Vergangenheit gibt es Beispiele für Anstiege in den Suizidraten, nachdem öffentliche Darstellungen über Selbsttötungen in Film und Fernsehen oder auch durch prominente Identifikationsfiguren (Marilyn Monroe, Robert Enke) oder an öffentlichkeitswirksamen Orten stattgefunden haben.[12] Die Rolle psychischer Grunderkrankungen im Zusammenspiel mit der medialen Darstellung ist dabei nicht immer klar. Bei dem schwermütig (depressiv?) geschilderten Werther mag eine ausweglos erscheinende gesellschaftliche und individuelle Situation ursächlich gewesen sein. Seine Lotte war einem anderen versprochen und konnte den gesellschaftlichen Konventionen des 18. Jahrhunderts nicht entgehen. Belegt erscheint ebenso die chronische Depression, die wohl (Mit-)Ursache des Schienensuizids des Nationaltorwarts Robert Enke war. Über die Rolle des öffentlichen Leistungsdrucks in diesem Fall ist viel diskutiert worden. Bei den Nachahmenden darf angenommen werden, dass nicht immer psychische Störungen in gleichem Schweregrad zugrunde liegen, sondern auch Prozesse der Projektion und Identifikation mit einem idealisierten Modell. Bei gemeinschaftlichen Suiziden, für die beispielsweise die 78 Meter hohe Göltzschtalbrücke im Vogtland immer wieder die Kulisse bietet, dürften auch andere Gruppenphänomene greifen.

Wichtig ist jedoch, dass in allen diesen Fällen vom jeweiligen Modell vermittelt wird, dass der Suizid die einzig mögliche Lösung ist, sich aus einer subjektiv nicht mehr aushaltbaren Lebenssituation zu befreien (und dabei gegebenenfalls – wie bei der Nutzung besonders prominenter Orte – endlich auch Aufmerksamkeit zu generieren). Der Akt der Selbsttötung wird legitimiert. Insofern haben wir es mit einer »Ansteckung« zu tun, der eine psychische Vulnerabilität sowie situative Faktoren den Boden bereiten.

Auch bei Angststörungen ist das Modelllernen ein bekannter Mechanismus der familiären Transmission. Kleine Kinder lernen von ihren unmittelbaren Bezugspersonen sehr effektiv und löschungsresistent, beim Kontakt mit welchen Objekten oder Personen man Vorsicht walten lassen sollte.[13, 14] Wo die Angst vor Schlangen und Spinnen in entsprechenden Erdregionen evolutionär sinnvoll sein mag, ist es die agoraphobische Angst vor der Benutzung von öffentlichen Verkehrsmitteln in unseren Breiten eher nicht. Solches elterliches Modellverhalten kann dazu führen, dass ein Kind die Welt als einen grundsätzlich bedrohlichen Ort wahrnimmt, in dem Mobilität unberechenbare Folgen haben kann. Die Etablierung und Generalisierung von vermeidenden Verhaltensmustern in zweideutigen Situationen scheint ein Gebot zum Überleben. Der Fit in eine globalisierte Welt, die fortwährende Anpassung erfordert, wird beeinträchtigt. Die Konsequenzen für die Entwicklung des Selbst wurden oben schon beschrieben. Auch hier gibt es einen transgenerationalen Ansteckungseffekt, der jedoch immer Teil eines Ursachenbündels ist.

Als weiteres Beispiel sei die mediale Verbreitung von dysfunktionalen Strategien zur Gewichtsregulation genannt (zum Beispiel die Bewegung »ProAna« – Pro Anorexie), neuerdings auch als »Skinny Challenge« für Kinder auf TikTok. Von Schönheit kann nicht mehr gesprochen werden, wo eine verzerrte Körperwahrnehmung längst Raum gegriffen hat und sich die Essstörung manifestiert. Bilder sind längst Leitmedium der Kommunikation. Mediale Angebote fallen auf fruchtbaren Boden und »infizieren« vor allem Heranwachsende.

Mit Bezug zur aktuellen Coronakrise und den damit sprunghaft gestiegenen Online-Zeiten von Kindern bezüglich »Homeschooling«, als Zeitvertreib und/oder als einzig »ungefährlicher« Weg der Interaktion mit Gleichaltrigen muss leider auch davon ausgegangen werden, dass nichtstoffgebundene Suchterkrankungen unter Kindern und Jugendlichen zunehmen. Dies entspricht sicherlich nicht einer Mensch-zu-Mensch-Infektion im klassischen Sinne. Wenn sich Kinder und Jugendliche jedoch in interaktiven Online-Games begegnen und zur Mediennutzung animieren, ist die Analogie naheliegend. Ansteckung ist also möglich. Oft sind die dysfunktionalen Verhaltensmuster transient. Wo sich die psychische Erkrankung manifestiert, erscheint die Bedeutung individueller Risikofaktoren jedoch ebenso bedeutsam.

Die oben aufgeworfene Frage zwei, an welchem Krankheitserreger oder Mechanismus ein Vakzin gegen psychische Probleme ansetzen muss, ist also weder einfach noch eindimensional zu beantworten. Wir haben es mit einem komplexen Zusammenspiel verschiedenster Faktoren über die Zeit zu tun. *Den einen* Impfstoff gegen psychische Fehlentwicklungen aller Art kann es nicht geben. Gleichzeitig ist es unmöglich, jede spezifische Konstellation individueller und umweltbezogener Risiken gezielt abzuwehren. Prävention funktioniert so letztlich nicht.

Auf der Suche nach einem integrativen Ansatz ist das Diathese-Stress-Modell hilfreich. Die biologische Diathese (wie genetische Veranlagung, biologische Faktoren) und die psychosoziale Prägung (wie Kindheitstraumatisierungen, Modelleinflüsse der Eltern), das heißt, die individuelle Vulnerabilität muss mit auslösenden Stressfaktoren zusammenkommen, um psychische Krankheit zu verursachen. Ist die Vulnerabilität gering, ist die Resilienz (Widerstandskraft) hoch und stärkere Stressoren können toleriert werden. Umgekehrt können bei hoher Vulnerabilität schon kleinere Belastungen zum Auslöser für Krisen werden. Unter entsprechenden Bedingungen kann es also jede/n treffen.

Seit der Adverse Childhood Experiences (ACE) Study von Felitti et al. (1998)[15] ist in vielen Untersuchungen wiederholt belegt worden, dass die Kumulation von aversiven Kindheitsbedingungen (emotionale und physische Vernachlässigung beziehungsweise Misshandlung, sexueller Missbrauch, Erleben von Gewalt gegen die Mutter, psychische Erkrankungen in der Familie, Substanzmissbrauch, Suizidalität, Kriminalität/Gefängnisaufenthalt oder Trennung/Scheidung der Eltern) zu einer hohen Vulnerabilität führt. Die Belastung mit diesen Faktoren steht in einem graduellen Zusammenhang mit körperlichen Erkrankungen wie koronaren Herzerkrankungen, Krebs, Lungenerkrankungen oder Diabetes. Personen, die in der ACE-Studie berichteten, als Heranwachsende vier oder mehr dieser Faktoren erlebt zu haben, hatten ein vier- bis zwölffach erhöhtes Risiko für Alkoholismus, Drogenmissbrauch, Depression und Suizidversuche im Erwachsenenalter. Ungünstige Gesundheitsverhaltensweisen wie Rauchen oder Fehlernährung mit Übergewicht waren häufiger. Auch eine verringerte Lebenserwartung ist inzwischen gut belegt.[16] Problematisch ist, dass diese Kindheitsbedingungen die Gehirnentwicklung sowie das Immun- und endokrine System beeinflussen.[17] Normalerweise sind wir zur Allostase fähig. Diese beinhaltet physiologische und psychologische Prozesse einer variablen Reaktion auf Stressoren, die unsere Stabilität langfristig aufrechterhalten. Nach einer Stresssituation mit entsprechender Aktivierungsreaktion des sympathischen Nervensystems (Ziel ist evolutionär bedingt die Befähigung zu Kampf oder Flucht), erfolgt die parasympathische Gegenregulation mit dem Ziel der Entspannung und Downregulation der aktivierten Funktionen. Je kleiner ein Kind ist, desto mehr externe Regulationshilfen (wie Trösten durch Körperkontakt, Zuwendung, Anteilnahme) benötigt es von seinen Bezugspersonen. Auf diese Weise erwirbt es mit der Zeit ein Repertoire flexibler Selbstregulationsfertigkeiten. Hat es diese unterstützenden Bedingungen nicht oder sind die Stresssituationen häufig, anhaltend und möglicherweise sogar von den engsten Bezugspersonen ausgehend, also toxisch, kommt es zu einer Dysregulation allostatischer Mechanismen mit andauernder Überlastung. Diese manifestiert sich unter anderem in einer Fehlregulation des sogenannten Hypothalamus-Hypophysen-Nebennierenrinden-Achse (HPA) mit langfristigen endokrinen, neurologischen und immunologischen Konsequenzen bis hin zu epigenetischen Veränderungen des Genoms, das heißt zur Aktivierung bisher »nicht entpackter« Gene. Dieser Prozess kann schon in der Schwangerschaft beginnen, in der ein sogenanntes »prenatal programming« der HPA-Achse, also ein »Tuning« der Stressreaktivität des Ungeborenen durch mütterlichen Stress diskutiert wird.[18]

Evolutionär kann das durchaus Sinn machen. Wird eine Ratte in eine katzenreiche Umgebung hineingeboren, in der es sinnvoll ist, besonders auf der Hut zu sein, kann eine erhöhte Reaktionsbereitschaft adaptiv sein und Überleben sichern. Bei einem Menschenkind stört eine solche ständige Kampf- oder Fluchtbereitschaft jedoch die natürliche Reifung höherer Gehirnfunktionen und die Entwicklung einer Flexibilität, die Annäherung, Exploration, Sozialisation und letztlich komplexes Lernen ermöglichen. Weitere entwicklungspsychopathologische Mechanismen sind wahrscheinlich.[19] Die Folgen neurologischer und kognitiver Entwicklungsdefizite finden sich beispielsweise in Regionen der Handlungssteuerung und emotionalen Regulation (unter anderem im präfrontalen Cortex und der Amygdala) beziehungsweise in der Konnektivität verschiedener Hirnareale. Diese Dysfunktionen bilden die Basis für prognostisch ungünstige Temperamentsmerkmale wie leichte Irritierbarkeit oder Verhaltenshemmung, ADHS oder Aufmerksamkeitsdefizite oder auch Angst- und depressive Störungen sowie Suizidalität bis ins Erwachsenenalter hinein.

Was muss der Impfstoff enthalten? Mit welcher Intervention kann man den Erreger unschädlich machen?

Stress als solcher ist in einem aktiven Leben nicht vermeidbar, oft sogar positiv konnotiert. Aber wie genau können wir gegen pathologische Stressfolgen (= psychische Erkrankungen) impfen? Das heißt, wie lässt sich die Vulnerabilität des Einzelnen reduzieren?

Die oben dargestellten Zusammenhänge machen deutlich, dass es eine Fülle von Ansatzpunkten für Präventionsmaßnahmen gibt, aber keine einzelne Maßnahme oder »Impfung« kann alle Erkrankungsfälle verhindern. Entsprechend sind die Effektstärken evaluierter Präventionsmaßnahme in der Regel klein.[20] Wohl aber lassen sich Teilziele erreichen. Dazu gehört, die Inzidenzraten für behandlungsbedürftige psychische Störungen zumindest zu reduzieren, Folgeerkrankungen zu vermeiden und den Störungsbeginn zu verzögern, denn je früher der Onset, desto schlechter ist die Prognose.

All diesen Zielen immanent ist die Notwendigkeit, die Stigmatisierung, die mit psychischen Problemen einhergeht, abzubauen und dem

Einzelnen den Behandlungszugang zu erleichtern. Hilfesuchen ist bei körperlichen Erkrankungen noch immer viel leichter als bei psychischen Problemen. Während Menschen mit körperlichen Risiken für schwere COVID-19-Verläufe medial überall präsent sind, erhalten psychisch belastete Menschen – insbesondere Kinder und Jugendliche – wesentlich weniger Aufmerksamkeit.

In einer hoch entwickelten Leistungsgesellschaft ist »Dysfunktion« nicht vorgesehen. Schon jüngere Kinder merken schnell, dass es ein Makel ist, mit schulischen Alltagsherausforderungen zu kämpfen (zum Beispiel Stillsitzen, Stangeklettern oder ein Gedicht vor der Klasse aufsagen). Um gymnasialen Anforderungen gerecht zu werden, gehört Nachhilfeunterricht in vielen Haushalten zur Regel. Das »Extra« ist allerdings ein Makel, für den sich Eltern und Kind oftmals schämen, bewältigen andere diese Anforderungen doch (scheinbar) mit links. Noch immer haben viele Indianer nicht zu weinen und Prinzessinnen gleichzeitig Ronja Räubertochter zu sein. Pflegeleicht ist, wer seine Gefühle »im Griff« hat. Wenn alle funktionieren, können schließlich auch die Eltern ihren Job besser machen. Schon eine Risikogruppe für die Entwicklung psychischer Störungen definieren zu wollen, um gezielte Angebote zu machen, birgt die Gefahr der Stigmatisierung. Es braucht also niedrigschwellige Konzepte.

Ein Impfstoffrezept

In der Annahme, dass eine Impfung umso effektiver ist, je früher sie ansetzt, müsste ein Impfstoff entlang des Lebenszyklus kreiert werden. Folgende Ingredienzien sind unverzichtbar:

Die Eltern

Die meisten der bereits genannten aversiven Kindheitsbedingungen hängen mit den eigenen Eltern zusammen. Dazu gehören vor allem frühkindliche Traumatisierungen. In Deutschland berichten mehr als zwei Drittel aller im Erwachsenenalter Befragten, irgendeine Form körperlicher und/oder emotionaler Traumatisierung erlebt zu haben. Jede/r Sechste erlebt schweren Missbrauch.[21] In klinischen Populationen von Müttern mit postpartalen psychischen Erkrankungen ist jede zweite Frau von solchen frühen Erfahrungen betroffen. Traumata werden transgenerational weitergegeben – epigenetisch[22] und über das elterliche Verhalten – obwohl die Eltern oftmals genau das um jeden Preis verhindern wollen.[23]

Psychische Traumafolgestörungen der Eltern (wie posttraumatische Belastungsstörungen, Angsterkrankungen, Depressionen, Persönlichkeitsstörungen) wirken sich in vielfältiger Weise auf das Erziehungsverhalten und die Bindungsbeziehung zum Kind aus. Betroffene Eltern sind häufig weniger feinfühlig, sie erkennen die kindlichen Signale nicht, zeitlich verzögert oder ungenau und reagieren weniger sensitiv und mit eingeschränktem Verhaltensrepertoire auf diese (etwa mit hilflosen Beruhigungsstrategien oder Überstimulation). In der Interaktion mit ihrem Kind werden spezifische Auffälligkeiten sichtbar (zum Beispiel mehr kontrollierendes oder überbehütendes Verhalten, Inkonsistenz, erhöhte Intrusivität und Grenzverletzung, mehr strafendes Verhalten bis hin zu Vernachlässigung und Misshandlung). In der Konsequenz erhalten die Kinder nicht die Bedingungen, die sie für eine gesunde Entwicklung benötigen.

Aktuelle psychische Beschwerden, wie (postpartale) Depressionen, von denen in Schwangerschaft und Postpartalzeit circa jede sechste Frau betroffen ist, sind zudem aufgrund einer eingeschränkten Schwingungsfähigkeit mit einer verzögerten Bindungsentwicklung zum Kind assoziiert.[24] Die Mutter erlebt sich schließlich – wie in der eigenen Kindheit – wieder unzulänglich, hilflos und ausgeliefert. Eine befriedigende Kommunikation zwischen Mutter und Kind misslingt und beide geraten in einen Zirkel negativer Reziprozität. Emotionale und Verhaltensstörungen des Kindes können die Folge sein.[25]

Die wichtigste und nachhaltigste »Impfung« gegen psychopathologische Fehlentwicklungen Heranwachsender ist somit die frühzeitige

Behandlung psychischer Erkrankungen der Eltern. Diese beginnt am besten bereits in der Schwangerschaft oder Postpartalzeit (oder sogar vor der reproduktiven Phase). Biologische Risiken, das heißt, intrauterine Einflüsse beziehungsweise (epi)genetische Prägungen können so möglicherweise minimiert werden.[26] Die Forschung hierzu ist im Fluss.

Eine frühzeitige Mutter-Kind-Interaktionsbehandlung bei Frauen mit postpartalen psychischen Erkrankungen kann helfen, die Feinfühligkeit und Bindung zum Kind zu verbessern und postpartale Ängste und Depressivität der Mutter zu reduzieren.[27] Liebevoll zugewandtes, aber auch zielführendes Erziehungsverhalten wird so begünstigt und bietet dem Kind eine klare Orientierung. Die ersten zwei Lebensjahre gelten dabei als besonders bedeutsam für die Bindungsentwicklung zu primären Bezugspersonen. Eine sichere Bindung ist die Voraussetzung für gesundes Explorationsverhalten und die Auseinandersetzung mit der materiellen und sozialen Umwelt. So kann sich die eigene Identität am besten entwickeln. Dies beinhaltet Vertrauen in sich selbst und die eigene Selbstwirksamkeit genauso wie die Fähigkeit zum Aufbau tragfähiger sozialer Beziehungen.

Auch im späteren Lebensverlauf ist es wichtig, dass Eltern eigene psychische Erkrankungen behandeln lassen. Eltern, die für ihre Kinder emotional nicht verfügbar sind, stellen einen chronischen Stressor dar. Das führt oft zu einer Rollenumkehr, das heißt, die Kinder übernehmen eine Elternfunktion (Parentifizierung), die nicht altersgemäß ist und langfristig destabilisiert. Hinzu kommt das oben bereits erwähnte Modelllernen. Vermeidung angstbesetzter Situationen, sozialer Rückzug und Aufgabe der Tagesstruktur bei depressiver Stimmung, das Verfolgen eines gesellschaftlich erwünschten Schönheitsideals oder die »Betäubung« mit Suchtmitteln stellen allesamt keine reifen Bewältigungsstrategien für normative Entwicklungsaufgaben und akute Krisen dar. Imitationslernen – sonst eine Voraussetzung für die Entwicklung – wird hier fehlgeleitet. Eltern müssen nicht perfekt sein, aber sie sollten ein brauchbares Modell für eine konstruktive Bewältigung von Herausforderungen abgeben.

Dies gilt auch und ganz unmittelbar für den familiären Zusammenhalt und die Paarbeziehung. Nicht jede Ehe hält ein Leben lang, und eine Trennung ist in einer destruktiv gewordenen Beziehung eine angemessene Bewältigungsstrategie. Kinder leiden unter permanentem Streit (möglicherweise mit interpersoneller Gewalt) in einer »der Kinder wegen« aufrechterhaltenen Ehe mehr, als wenn das Paar seine Paarbeziehung beendet und die Eltern ihre Elternbeziehung lösungsorientiert und gewaltfrei gestalten. Konsistenz und Berechenbarkeit sind wichtige Parameter einer gelingenden Erziehung. Entsprechend ist dies ein Hauptinhalt von Elternprogrammen gegen kindliche Verhaltensstörungen.

Eng damit im Zusammenhang steht die Fähigkeit zur Mentalisierung.[28] Die innere Repräsentation des emotionalen Zustandes und der Bedürfnisse des Gegenübers sind eine Voraussetzung für eine gelingende Interaktion und auch für die proaktive Bewältigung von Konflikten. Je besser die soziale Umwelt verstanden wird, desto berechenbarer erscheint sie. Stress wird damit unmittelbar reduziert. Intensive emotionale Zustände, insbesondere das Gefühl der Bedrohung, schränken jedoch die Fähigkeit zur Mentalisierung ein. Dies gilt sowohl für die Eltern als auch für die Kinder. »Vernünftiges« Handeln wird unwahrscheinlicher, insbesondere wenn emotionale Zustände aus frühen traumatischen Erfahrungen getriggert werden. Eltern werden so möglicherweise zu einer Gefahr für ihre Sprösslinge.

Ein Training der selbstregulativen Fähigkeiten der Eltern (etwa Verständnis der eigenen Emotionen, Stressbewältigung, Selbstfürsorge oder Antiaggressionstraining) ist damit genauso hilfreicher Bestandteil einer »Impfung« des Kindes wie ein Mentalisierungstraining mit Blick auf die unbefriedigten Bedürfnisse, die hinter dem erlebten Fehlverhalten des Kindes stehen (zum Beispiel der Wunsch nach Aufmerksamkeit, Zuwendung und Trost oder Stärkung des Selbstwertes durch Bestätigung). Hinzu kommen konkrete Erziehungskompetenzen, beispielsweise im Umgang mit Trotz, Verweigerung oder mit der Angst, die für das Kind altersentsprechend transparent und berechenbar sein müssen.

Entsprechend gibt es im Bereich der Prävention eine Reihe von evaluierten Programmen für verschiedene Settings und Zielstellungen.[29]

Das Kind

Die für die Eltern genannten Interventionen treffen analog für die Kinder zu, selbst wenn sich die Methoden (der Weg der Verabreichung der Impfung) altersentsprechend unterscheiden. Je jünger das Kind, desto bedeutsamer sind die Eltern als unmittelbarer Interaktionspartner. Je älter das Kind, desto höher der Anteil der Interventionen, die unmittelbar dem Kind oder Jugendlichen angeboten werden. Wichtigste Ingredienz ist auch hier die Vermittlung von Fertigkeiten zum Umgang mit äußeren und inneren Stressoren unter Berücksichtigung eigener Stärken und Grenzen (Vulnerabilitäten). Resilienz-orientiert gesprochen ist das Ziel die Stärkung von sozialen Kompetenzen und kommunikativen Fähigkeiten, Selbstmanagement und Selbstregulation (etwa bei Essstörungen oder Aggressionskontrolle) sowie Problemlösefertigkeiten – oftmals zusammengefasst auch als »Life Skills« nach dem Botvin'schen Life-Skill-Ansatz.[30] Dieser betont das Zusammenspiel von Risiko- und Schutzfaktoren bei der Störungsgenese, insbesondere in der Suchtprävention.

Je mehr Risikofaktoren für eine spezifische Erkrankung vorliegen, desto wichtiger ist es, möglichst an störungsimmanenten Prozessen anzusetzen (zum Beispiel die exzessive Beschäftigung mit Figur und Gewicht bei untergewichtigen, leistungsorientierten jungen Mädchen). Auch in diesem Zusammenhang gibt es eine Auswahl an evaluierten Programmen für verschiedene Zielgruppen und Settings.

Die Gesellschaft

Als dritter Inhaltsstoff sei die Gesellschaft angesprochen, die einen nicht unwesentlichen Beitrag bei der Impfung von Kindern und Jugendlichen gegen psychische Erkrankungen leisten kann.

Mögliche Maßnahmen reichen von den Legislativen, zum Beispiel die (Il-)Legalisierung von Alkohol, Nikotin oder anderen Substanzen für bestimmte Altersgruppen, Preisgestaltung, Werbeverbote etc., die nachweislich einen präventiven Einfluss haben können,[31] bis in die Exekutive, etwa die Jugendämter und freien Träger, die in Auslegung des SGB VIII Netzwerkstrukturen für benachteiligte Familien aufbauen und mit Leben füllen können. Nicht jede Familie ist direkt für kommunale Hilfsangebote zur erreichen, sucht bei Indikation eine Therapie auf oder hat die Motivation und Fertigkeit, diese für sich zu nutzen. In diesem Fall können die betroffenen Kinder dennoch von möglichst stabilen alternativen Netzwerkstrukturen profitieren, wenn diese entsprechend nachhaltig implementiert werden (zum Beispiel schulische Angebote, Sportvereine, stadtteilnahe Begegnungsstätten).

Ansteckungsvermeidung

Wie bereits festgestellt, können psychische Krisen unter bestimmten Bedingungen ansteckend sein. Auch hier gibt es Handlungsspielraum auf individueller und gesellschaftlicher Ebene. Einerseits geht es etwa darum, Modellwirkungen zu kontrollieren, andererseits eine kollektive Demoralisierung zu verhindern. Ein praktisches Beispiel für Ersteres ist immer öfter in den Medien zu erleben. Im Anschluss an Medienbeiträge, in denen Depressionen oder Suizide vorkommen, wird darauf hingewiesen, dass Depressionen behandelbar und Suizidversuche keine geeignete Lösung sind. Gleichzeitig werden konkrete Hilfsangebote mit Telefonnummern benannt. Dies hilft, Schwellen für das Aufsuchen professioneller Hilfe und Stigmatisierungsängste zu senken und diese Themen aus dem Schatten zu holen. Ob kollektive Demoralisierungsprozesse durch die gefühlt einhundertste Talkshow zum gleichen Thema beziehungsweise das »Bashing« der jeweils anderen tatsächlich aufgehalten werden, ist fraglich. Ein Gefühl von konstruktiver Bewältigung einer schwierigen Phase, wie der aktuellen Coronapandemie, vermittelt der aufgeregte mediale Diskurs genauso wenig wie kurzfristig wechselnde Strategien des Schulunterrichtes. Hier kommt den Eltern eine besonders wichtige Rolle zu, den Kindern dennoch Zuversicht und verlässliche Verantwortungsübernahme durch Erwachsene zu zeigen.

Fazit

Längst nicht alle möglichen Bestandteile einer Impfung konnten in diesem Beitrag dargestellt werden. Die Ansatzpunkte sind vielfältig. Das ist eine gute Nachricht, denn Handeln ist zu jeder Zeit und durch uns alle möglich. Nein, ein Pikser wird nicht reichen. Vielmehr brauchen wir fortwährende Auffrischungen über die Lebensspanne. Und oftmals können wir erlernte Fertigkeiten auch erst trainieren, wenn wir sie anwenden. Um in der Impfanalogie zu bleiben: Der Körper oder die Seele müssen sich immer wieder mit Krankheitserregern (oder Herausforderungen oder sogar Krisen) auseinandersetzen, um das Immunsystem wirklich effizient werden zu lassen. Wir brauchen Respekt vor realen Gefahren, aber nicht jede Grippe ist lebensgefährlich, nicht jeder Fehler ist fundamental, nicht jede Trennung bringt uns um.

Die wichtigste Botschaft ist, dass wir lernen müssen, Krisen als normale Bestandteile des Lebens zu akzeptieren und deren Bewältigung als Aufgabe anzunehmen. Wer seinen Kindern beibringt, dass nur der/die oder das »Perfekte« wirklich Respekt verdient und alles andere Versagen ist, erweist ihnen einen Bärendienst.

Die SARS-CoV-2-Pandemie führt uns unsere Verletzlichkeit gerade schmerzlich vor. In einer Zeit, in der auch Heranwachsenden oft schon alles per Mausklick verfügbar erscheint, müssen wir lernen, mit Ungewissheiten zu leben. Wir haben zu akzeptieren, dass manche Dinge komplexer sind, als der menschliche Verstand ad hoc zu erfassen vermag. Das ist jedoch nicht unser Versagen, sondern Teil unseres Seins. Wenn wir das unseren Kindern und Jugendlichen beibringen, haben wir viel für ihre seelische Resilienz getan.

Anmerkungen

1 Heike Hölling et al.: »Psychische Auffälligkeiten und psychosoziale Beeinträchtigungen bei Kindern und Jugendlichen im Alter von 3 bis 17 Jahren in Deutschland – Prävalenz und zeitliche Trends zu 2 Erhebungszeitpunkten (2003–2006 und 2009–2012)«, in: *Bundesgesundheitsblatt – Gesundheitsforschung – Gesundheitsschutz* 57, 7 (2015), S. 807–819.

2 Ulrike Ravens-Sieberer et al.: »Impact of the COVID19 pandemic on quality of life and mental health in children and adolescents in Germany«, in: *European Child & Adolescent Psychiatry* 2021, DOI 10.1007/s00787-021-01726-5.

3 Ingrid Köster, Gerd Lehmkuhl, Ingrid Schubert: »Ambulante Versorgung kinder- und jugendpsychiatrischer Störungen – Daten einer versichertenbezogenen epidemiologischen Studie«, in: *Praxis der Kinderpsychologie und Kinderpsychiatrie* 58, 3 (2009), S. 170–185.

4 Petra Rattay, Kristin Manz, Hannelore Neuhauser: »Gesundheit von Kindern und Jugendlichen in Deutschland. Zentrale Ergebnisse des Kinder- und Jugendgesundheitssurveys (KIGGS)«, in: Jürgen Klauber et al. (Hrsg.): *Versorgungsreport 2015/2016. Schwerpunkt: Kinder und Jugendliche*. Stuttgart 2016, S. 13–42.

5 Anders Gustavsson et al.: »Cost of disorders of the brain in Europe 2010«. *European Neuropsychopharmacology* 21, 10 (2011), S. 718–779.

6 World Health Organization: *Internationale Klassifikation psychischer Störungen ICD-10 V (F) Klinisch-diagnostische Leitlinien*. Bern 2008.

7 Daniel S. Pine, Nathan A. Fox: »Childhood antecedents and risk for adult mental disorders«, in: *Annual Review of Psychology* 66 (2015), S. 459–485.

8 Vivette Glover, Lauren Capron: »Prenatal parenting« in: *Current Opinion in Psychology* 15 (2017), S. 66–70.

9 Jennifer L. Hudson, Ellen Flannery-Schroeder, Philip C. Kendall: »Primary prevention of anxiety disorders«, in: David J. A. Dozois, Keith S. Dobson (Hrsg.): *The prevention of anxiety and depression. Theory, research, and practice*. Washington, DC 2004, S. 101–130.

10 Juliane Junge-Hoffmeister: »Prävention psychischer Störungen«, in: *Lehrbuch der Verhaltenstherapie, Band 3*. Berlin, Heidelberg 2019, S. 943–965.

11 Katja Beesdo et al.: »Incidence of social anxiety disorder and the consistent risk for secondary depression in the first three decades of life«, in: *Archives of General Psychiatry* 64, 8 (2007), S. 903–912.

12 Wilhelm Ziegler, Ulrich Hegerl: »Der Werther-Effekt Bedeutung, Mechanismen, Konsequenzen«, in: *Der Nervenarzt* 73, 1 (2002), S. 41–49.

13 Friderike C. Gerull, Ron M. Rapee: »Mother knows best: effects of maternal modelling on the acquisition of fear and avoidance behaviour in toddlers«, in: *Behaviour research and therapy* 40, 3 (2002), S. 279–287.

14 Silvia Schneider: »Kinder psychisch kranker Eltern«, in: *Lehrbuch der Verhaltenstherapie, Band 3*. Berlin, Heidelberg 2020, S. 523–550.

15 Vincent J. Felitti et al.: »Relationship of childhood abuse and household dysfunction to many of the leading causes of death in adults: The Adverse Childhood Experiences (ACE) Study«, in: *American Journal of Preventive Medicine* 14, 4 (1998), S. 245–258.

16 Mark A. Bellis et al.: »Measuring mortality and the burden of adult disease associated with adverse childhood experiences in England: a national survey«, in:. *Journal of Public Health* 37, 3 (2015), S. 445–454.

17 Mary Boullier, Mitch Blair: »Adverse childhood experiences«, in: *Paediatrics and Child Health* 28, 3 (2018), S. 132–137.

18 Vivette Glover, Thomas G. O'Connor, Kieran O'Donnell: »Prenatal stress and the programming of the HPA axis«, in: *Neuroscience & Biobehavioral Reviews* 35, 1 (2010), S. 17–22.

19 Anja C. Huizink, Susanne R. De Rooij: »Prenatal stress and models explaining risk for psychopathology revisited: Generic vulnerability and divergent pathways«, in: *Development and Psychopathology* 30, 3 (2018), S. 1041–1062.

20 Andreas Beelmann, Maximilian Pfost, Cordula Schmitt: »Prävention und Gesundheitsförderung bei Kindern und Jugendlichen: Eine Metaanalyse der deutschsprachigen Wirksamkeitsforschung«, in: *Zeitschrift für Gesundheitspsychologie* 22, 1 (2014), S. 1–14.

21 Winfried Häuser et al.: »Misshandlungen in Kindheit und Jugend«, in: *Deutsches Ärzteblatt* 108 (2011), S. 287–294.

22 Claudia Buss et al.: »Intergenerational transmission of maternal childhood maltreatment exposure: implications for fetal brain development«, in: *Journal of the American Academy of Child & Adolescent Psychiatry* 56, 5 (2017), S. 373–382.

23 Juliane Junge-Hoffmeister, Kerstin Weidner: »Trauma und Familie«, in: Julia Schellong, Kerstin Weidner, Franziska Epple (Hrsg.): *Praxisbuch Psychotraumatologie*. Stuttgart 2018, S. 298–303.

24 Claudia M. Klier: »Mother–infant bonding disorders in patients with postnatal depression: The Postpartum Bonding Questionnaire in clinical practice«, in: *Archives of Women's Mental Health* 9, 5 (2006), S. 289–291.

25 Mechthild Papoušek: »Regulationsstörungen«, in: Mechthild Papoušek, Michael Schieche, Harald Wurmser: *Regulationsstörungen der frühen Kindheit. Frühe Risiken und Hilfen im Entwicklungskontext der Eltern-Kind-Beziehungen*. Bern 2004, S. 77–110.

26 Sonja Entringer, Claudia Buss, Christine Heim: »Frühe Stresserfahrungen und Krankheitsvulnerabilität«, in: *Bundesgesundheitsblatt – Gesundheitsforschung – Gesundheitsschutz* 59, 10 (2016), S. 1255–1261.

27 Kerstin Weidner et al.: »Verbesserung der psychischen Gesundheit und Bindung bei postpartal psychisch erkrankten Frauen – Evaluation einer interaktionszentrierten Therapie in einer Mutter-Kind-Tagesklinik«, in: *PPmP – Psychotherapie Psychosomatik Medizinische Psychologie* 2021, DOI: 10.1055/a-1283-6422.

28 Peter Fonagy et al.: *Affektregulierung, Mentalisierung und die Entwicklung des Selbst*. Stuttgart 2002.

29 Fortwährend aktualisierte Zusammenstellung von evidenzbasierten Präventionsprogrammen für verschiedene Themen und Zielgruppen: https://www.gruene-liste-praevention.de/

30 Gilbert J. Botvin: »Substance abuse prevention through Life Skills Training«, in: Ray D. Peters, Robert J. McMahon (Hrsg.): *Preventing childhood disorders. Substance abuse and delinquency.* Newbury Park 1996, S. 215–240.

31 Anneke Bühler, Gerhard Bühringer: »Evidenzbasierung in der Suchtprävention – Konzeption, Stand der Forschung und Empfehlung«, in: Ulla Walter, Uwe Koch (Hrsg.): *Forschung und Praxis der Gesundheitsförderung. Sonderheft 01: Prävention und Gesundheitsförderung in Deutschland*. Köln 2015, S. 55–67.

Immun gegen Hass
Udo Di Fabio

Gewiss sollte man gegen die Einbildung immun sein, man sei gegen irgendetwas Menschliches immun. Aber so simpel darf nicht geantwortet werden. Ich glaube, ich bin immun gegen Hass, auch wenn mir Wut oder das Talionsprinzip nicht immer fremd sind. Im Jahr 1968 war ich ein pubertierender 14-Jähriger, der in einem Rowohlt-Schmöker etwas las über die »Rebellion der Studenten oder Die neue Opposition« und der mit seiner Mutter über die zulässige Länge der Haarpracht stritt. In meinen linken Schülerkreisen redeten wir über vieles, über Vietnam, über das Wettrennen zum Mond, über Iron Butterflys »In-A-Gadda-Da-Vida«. Und wir redeten, ganz wie der von uns bewunderte ferne SDS in Westberlin, über die deutsche Vergangenheit – betroffen, erregt, voller Abscheu im Blick auf den Absturz in die Barbarei. An einem Punkt der Diskussion wurde ich jedoch schwankend. Einer von uns wagte sich weit vor mit der These, die Deutschen hätten zumindest am Ende des Krieges die Nazis an Laternenpfählen aufhängen sollen, wie die es in den letzten Kriegstagen mit »Wehrkraftzersetzern« taten; man hätte nicht auf Nürnberg warten müssen. Die unbändige Wut auf die Untaten der Nazis teilte ich, aber Lynchjustiz? Ein Jahr später im Wahljahr war ich bei einer Demonstration gegen einen NPD-Aufmarsch dabei: Hassverzerrte Gesichter der braunen Aufmarschierenden, aber auch einige Gesichter meiner Mitdemonstranten erschreckten mich, ebenso wie das Klatschen geworfener Farbbeutel, sich entladende Prügeleien und blindwütige Gewalt. All das wurde nur durch die Staatsmacht im Zaum gehalten.

Aber was sollen diese alten Geschichten? Ich hatte sie eigentlich längst vergessen. Eine ganze Zeit lang schien es, als sei unsere Gesellschaft auf einem anderen Weg. Die Zivilität nahm doch zu. Wurde nicht allmählich unser Land in der Mitte Europas zu einer stabilen, wohlhabenden, liberalpluralen, zu einer befriedeten Sozietät – immun gegen Hass und Gewalt?

Zu meiner Überraschung ist das seit einigen Jahren anders geworden. Hass und Gewaltfantasien breiten sich zumindest an den Rändern aus. Das Netz ist Nährboden für Abscheulichkeiten und Niedertracht. Antisemitischer Hass, Fremdenhass, Hass auf Eliten, auf Schwule, auf Nonkonformisten, auf ich weiß nicht was. Feinde des Volkes, Kumpane der Reichen, internationale Verschwörungen, Bilderberger Netzwerke: Zerrbilder der Wirklichkeit und das Aufputschen zur Tat. Hier entsteht ein Klima, das zum Mord an dem Regierungspräsidenten Walter Lübcke führte, zu der infamen Mordserie des NSU, zum Anschlag auf Synagogen, Kirchen oder Moscheen, zum bestialischen Mord an dem französischen Lehrer Samuel Paty, aber auch zu Gewalttaten gegen

Polizeibeamte im Dienst des demokratischen Rechtsstaates. Die Abscheu stärkt meine alte Immunität gegen das Klima des Hasses. Aber was oder wem hilft das? In der Republik von Weimar reichte dieses Klima vom rechten und linken Extremismus bis weit in die Mitte der Gesellschaft. Die Verrohung des Krieges, Erschütterungen bürgerlicher Existenzen und ihrer Maßstäbe können als Ursache gelten. Aber was treibt den Hass heute? Gibt es vielleicht eine anthropologische Konstante des Hasses? Muss man also mit seinem Auftreten bei einigen wenigen immer rechnen oder erodiert hier etwas im sittlichen Fundament der Gesellschaft?

Manche meinen, die Anonymität des Netzes sei eine wichtige Ursache und wir müssten deshalb unser Verständnis der Meinungsfreiheit auf die Verfolgung der »Hate Speech« umstellen, um das Geheimnis der Anonymität zu lüften. Ich bin nicht sicher, ob man damit dem Hass beikommt. Schon jetzt haben sich augenzwinkernde Verschlüsselungscodes ausgebreitet, an die man juristisch nicht herankommt, will man nicht die Meinungsfreiheit brachial einschränken und das ungesagt Transportierte zum Expliziten hochrechnen. Gesetze allein werden nicht helfen. Für mich bleibt es eine offene und eine drängende Frage, wie wir gegen Hass impfen können.

Käte Meyer-Drawe
Die Widersetzlichkeit der Welt
Plädoyer für ein nicht geimpftes Anderssein

>»Bildung ist ganz wesentlich Unverführbarkeit.«
>
>Hans Blumenberg[1]

Bildung für alle(s)

Im sogenannten Superwahljahr 2021 ist viel von Bildung die Rede. Das Wort hat einen Stammplatz in Festtagsreden und zieht im Unterschied zu seinem dunklen Anverwandten, der Erziehung, alle Sympathien auf sich. Seine Attraktivität lenkt davon ab, dass weitgehend ungeklärt bleibt, was gemeint ist, wenn Bildung beschworen wird. In den meisten Fällen ist ein Alltagsverständnis von Lernen gemeint, wenn großspurig von Bildung die Rede ist. Angesichts der Coronapandemie denkt man derzeit vor allem an die Schulpolitik, die das Menschenrecht auf Bildung mit der Sorge um die Gesundheit der Betroffenen konflikthaft verbindet. Mit dem Stichwort Bildung assoziieren begeisterte Anhänger und Anhängerinnen ästhetische Leichtigkeit oder Virtuosität und universelle Humanität. Ihr Medium ist die gepflegte Sprache, ihre Elemente sind die bildenden [sic!] Künste, Musik und Literatur. Was vor gar nicht so langer Zeit in der Öffentlichkeit kaum geglaubt worden wäre, ist, dass Schule in Zeiten einer erheblich eingeschränkten Öffentlichkeit zum Sehnsuchtsort avanciert, nachdem sie vor allem von fachfremden, selbst ernannten Experten und Expertinnen auf der Basis privater Empirie lange Zeit als Ort der Gewalt diskriminiert worden ist. Dabei ist unerheblich, was Bildung genau bedeutet. Sie fungiert als Sprachmagie. Man kann sie nicht nicht wollen, und man will sie für alle: vom Kindergarten- bis ins späte Erwachsenenalter.

Der Bildungsbegriff zählt zu den ältesten Fachausdrücken des pädagogischen Diskurses. Nur der Terminus des Lernens ist älter. Viele Traditionen haben ihre Spuren in ihm hinterlassen, die griechische und römische Klassik, das jüdische Bilderverbot, die christliche Lehre von der *imitatio Christi*, Naturphilosophien, der Würdediskurs der Renaissance, der Aufbruch in die Moderne, der Zusammenbruch nach dem nationalsozialistischen Terrorregime.[2] Das »Projekt der Moderne«, das im klassischen Bildungsbegriff einen einflussreichen Ausdruck findet, belastet den Menschen mit der Aufgabe, in sich selbst die Menschheit zu ihrer Vollkommenheit zu bringen. Diese Perfektibilitätsannahme[3] trägt zu einer titanischen Überhöhung des Bildungsbegriffs bei, dessen Glanz bis heute nicht vollständig erloschen ist. Diverse Hoffnungen bleiben mit ihm verknüpft, vor allem im Hinblick auf friedliche Koexistenz und Freiheit. Das erklärt auch die Resignation, die immer dann auftaucht, wenn er vor den überdimensionalen Ansprüchen kapitulieren muss. Gern hat man sich dann von ihm verabschiedet oder ihm einfach eine begrenztere Reichweite untergeschoben. Heute bemühen sich selbst Wissenschaften, die den Bildungsbegriff im Namen tragen wie die Bildungswissenschaften, nicht um eine Definition, sondern widmen sich lieber Kompetenzen, zu denen man vermeintlich umstandslos empirisch forschen kann und bei denen die Psychologie das Deutungsregime übernimmt.

Bildung in Metaphern

Bildung selbst fungiert als Metapher. Der Zusammenhang von Bildung und Bild fußt auf einer langen Tradition. Die Genesis präsentiert im Alten Testament den Menschen als ein Wesen, das in seiner Privilegierung durch einen Mangel bestimmt ist, dem nämlich eine Gottähnlichkeit gegeben, aber eine Gottgleichheit versagt ist. Gottähnlichkeit des Menschen bedeutet eine konstitutive Unvollkommenheit. Wären wir Gott vollständig gleich, so gäbe es keine Menschen, nur Götter. Aufgrund der Verweigerung der Vollendung sowohl in der Tradition des

Alten Testaments als auch in der Überlieferung klassischen griechischen Denkens ist der Bildung des Menschen von vornherein ein Entzug, eine untersagte Erfahrung eingeschrieben.

Diese Signatur verschwindet im modernen Bildungsbegriff aufgrund der mit ihm verbundenen Verheißung von Perfektibilität. Die griechische Klassik kennt einen Bildervorbehalt, wie ihn Platon zum Ausdruck bringt, der um die Originalität der Ideen kämpft. Bilder stehen wie die Schrift im Verdacht, die Lebendigkeit des *Logos* abzutöten. Das Leben des *Logos* wird durch Widerfahrnisse aufrechterhalten, die er zügeln muss, indem er verhindert, dass aus Mut Übermut und aus Sinnlichkeit Verblendung wird. Bildung ist im berühmten Höhlengleichnis der platonischen Staatslehre als schmerzhafte Umkehr aus der Welt der Schatten und des Scheins (Höhle) zur Idee des Guten (Sonne) bestimmt. Aber der Blick in die Sonne bringt nicht nur Glück und Macht, er verdirbt auch die Augen. Der Rückweg aus der Helle des Sonnenlichts in das Dunkel der Höhle ist quälend, weil nun die Wiedergewöhnung an das Opake ansteht, und demütigend, weil der Heimkehrer aufgrund seiner Sehstörung verlacht wird. Bildung beschenkt und beraubt zugleich.

Platons legendäres Höhlengleichnis antwortet auf die Verlegenheit, dass der Bildung kein Begriff im strengen Sinn entspricht. Ein Gleichnis springt ein, das die Metaphern der Höhle und der Sonne ins Spiel bringt, um Bildung als den mühsamen Aufstieg aus dem Dunkel von Meinung und Wahrnehmung ins Licht der Idee des Guten zu veranschaulichen. Metaphern sind Gleichnisse in Kurzform. Sie appellieren an unser Vorstellungsvermögen, indem sie an lebensweltliche Erfahrungen anknüpfen. Sie sind offen für das Unausdrückliche und erinnern daran, dass man etwas erfahren kann, ohne darüber sprachlich zu verfügen. Sie fungieren dergestalt als »Armutszeugnis«, als ein »vernünftige[s] Arrangement mit der Vorläufigkeit der Vernunft«[4], mit dem sich ein endliches Wesen behilft, weil es sich nur provisorisch seiner unfasslichen, übermächtigen Welt nähern kann. So wie ein Gesichtsausdruck nicht durch Worte eingeholt wird, in die wir ihn fassen, so behält auch eine Metapher einen Überschuss über das hinaus, was wir mit Begriffen über sie sagen könnten. Metaphern sind daher auch keine bloßen Vorläufer eines noch nicht gefundenen Begriffs. Sie haben ihre ihnen eigentümliche situative Prägnanz, die von der Fülle anschaulicher Erfahrungen profitiert, ohne mit ihnen zu koinzidieren. Man sieht eben manchmal »den Wald vor lauter Bäumen nicht«. Metaphern prägen machtvoll Blick- und Gefühlswinkel (Friedrich Nietzsche).

Die Metaphern für Bildung, die zunächst noch nicht strikt von der Erziehung unterschieden wurde, erstrecken sich von der Kunst der Hebammen oder der Bildhauer bis hin zum Hirten oder Gärtner und schließlich zum Humankapital. Sie verbinden Hervorbringung mit Zerstörung. Die Hebamme hilft dem Gelungenen ans Licht der Welt und verwirft die »Mondkälber«.[5] Der Bildhauer schlägt weg, was stört, und verhilft der gewünschten Gestalt entweder nach inneren oder nach äußeren Geboten zur Erscheinung. Hirten und Gärtner übernehmen die Gaben der Natur und optimieren sie. Insbesondere »hortikulturelle« Metaphern,[6] Sprachbilder aus dem Gartenbau, bewahren bis heute ihre Anziehungskraft. Sie verknüpfen Sehnsüchte nach dem paradiesischen Arkadien mit Schöpfungsaspirationen von Menschen. Biotechniken ermöglichen es, von der Last der Erbsünde zur Bürde des Erbguts überzugehen.[7]

Lange Zeit stand das Formgebende im Vordergrund, die Fremd- und Selbstgestaltung des Menschen nach wechselnden Vorbildern. Allmählich löste sich deren Richtschnur von den hohen Ansprüchen eines steinigen Weges zur Idee des Guten und aus christlichen Verweisungen. Bildung verstanden Sokrates und Platon als schmerzhaften Abschied von lieb gewonnenen Vorstellungen und damit als die besondere Möglichkeit des Menschen, über das Gute für alle nachzudenken und seine Ansprüche auf letzte Gewissheit fortlaufend kritisch zu prüfen. Bildung als Nachahmung Christi warnte dagegen hauptsächlich vor Pseudobildung, die zu falschen Idolen verführt und die Offenbarung Gottes verdunkelt.

Erst in der Renaissance kommt ein neues Selbstbewusstsein des Menschen auf, der sich in seinen fantastischen Gebäuden exemplarisch als Baumeister erfährt, der genau in diesem Können seinem Gott ähnelt. Es entsteht die Vorstellung, dass der Mensch sich selbst bildet, und zwar ohne Vorbild. Diese Aufgabe ist gleichzeitig befreiend und riskant; denn sie kann ihn in engelsgleiche Gefilde führen, aber auch in bestialische Abgründe stürzen. Keine schützende Hand bietet ihm eine Garantie des Gelingens. Die gesellschaftliche Ordnung ist dabei eher eine Fessel als ein Weg zur Selbstfindung. Die ständisch gegliederte Gesellschaft kennt kaum Übergänge. Dynamik entsteht erst angesichts großer Epidemien, die unkontrolliert Posten leert. Die Adelsgesellschaft ist auf bürgerliche Hilfe angewiesen und büßt nach und nach ihre Autorität ein. Ständische Bindungen werden allmählich gelockert.

In Folge, aber auch in Abgrenzung zur Französischen Revolution entwickelt sich Ende des 18. Jahrhunderts ein bürgerliches Selbstbewusstsein, das auf Leistung statt auf Erbschaft setzt.

Wilhelm von Humboldt errichtet diesem leistungsorientierten, selbstbestimmten Bürger das wegweisende Denkmal. Bis heute beruft man sich auf ihn. Nach Humboldt geht es in der Bildung darum, unser Ich mit der Welt in»der allgemeinsten, regesten und freiesten Wechselwirkung«[8] zu verknüpfen, ohne dass es sich an die Objekte zu verlieren oder im Inneren zu isolieren droht. Weltansichten sollen über das Expertenwissen hinaus entfaltet werden. Der Einzelne setzt dergestalt in sich der Menschheit ein Erinnerungsmal, das über seine persönliche Lebenszeit hinausgeht. Im Unterschied zur christlichen Tradition soll Selbstbehauptung ohne Selbstverzicht auskommen.

Bildung ist in der Moderne eine entscheidende Technologie des Selbst, also eine Prozedur, in der sich Menschen in erster Linie als Erkenntnissubjekte gestalten. Es geht in erster Hinsicht nicht um marktförmiges, effektives Handeln, sondern darum, angesichts der eigenen Entzogenheit ohne Weisungen sich selbst zu deuten. Entzogen sind wir uns, weil wir gezeugt und geboren werden und uns in keiner Hinsicht als anfangend erleben können. Wenn wir uns selbst erkennen wollen, reichen wir an keinen ersten Augenblick. In diesem Nichtwissen gründet unsere Angewiesenheit auf andere. Deshalb ist es eine Illusion zu meinen, wir seien der Autor oder die Autorin unseres Lebensskripts. Während man durchaus feststellen kann, gelernt zu haben, kann man sich Bildung ohne Blamage nicht selbst zusprechen. »Ich bin gebildet« ist eine Aussage, die sich selbst dementiert.[9] Zwar bildet man sich, aber man beschreibt sich nicht als Gebildete oder Gebildeten. Über unsere Ausbildung können wir ohne Not Auskunft geben, über unsere Bildung nicht. Ein anderer oder eine andere muss uns Bildung attestieren.

Das vorzüglichste Medium der Bildung ist die Sprache, sodass wir uns bis heute den Gebildeten als Sprachvirtuosen vorstellen, der sein Publikum nicht langweilt, aber auch nicht spaltet, sondern noch für den schärfsten Konflikt versöhnende Worte findet. Er ist kein politischer Agitator, aber auch kein bloßer Gelehrter, dem man die Last der Bücher, die er gelesen hat, an seiner Haltung ansieht. Der Gebildete fühlt sich in Literatur und Kunst in seinem Element wie ein Fischlein im Wasser. Dieser Charakter der Unbestimmtheit und Unverfügbarkeit macht den philosophischen Bildungsbegriff unter veränderten gesellschaftlichen Verhältnissen verdächtig. So verwarf man ihn nach dem nationalsozialistischen Terrorregime als Ideologie, die vollständig ohnmächtig gegenüber den unvorstellbaren Grausamkeiten war. Sehr seltene Ausnahmen gibt es. Nur wenige wie Theodor Adorno und Heinz-Joachim Heydorn erkennen, dass man diese Menschenverachtung nicht dem Bildungsbegriff anrechnen kann, sondern umgekehrt gerade der Tatsache, dass Bildung als kritische Begleitung allen Wissens zur rassistischen Auslese pervertiert war.

Bildung als Kapital

Heute widmen sich in der Mehrzahl auf der einen Seite Philosophen dem Bildungsbegriff. Auf der anderen Seite schmückt er Titel der Ratgeberliteratur von Hirnforschern, oder er fungiert als bildungspolitisches

Ornament ohne präzise Bedeutung. Die empirische Erziehungswissenschaft benutzt mitunter den Namen, kann aber mit dem überlieferten Begriff nichts anfangen; denn Bildung sperrt sich gegen Operationalisierungen und Evaluationsverfahren, weil sie gerade in Erinnerung halten will, dass wir im Bekannten stets auf das Nichtbekannte stoßen, dass es relevantes Unverstandenes gibt, für das keine Formel existiert.

Kritiker des Bologna-Prozesses berufen sich gerne auf Humboldt, um die Verluste der Universität zu bilanzieren. Oft gerät dabei in Vergessenheit, dass wir hier nicht etwa eine universal geltende Vorstellung antreffen, sondern ein bestimmtes an das 19. Jahrhundert gebundenes Menschenbild, das die selbstbezügliche Innerlichkeit bevorzugt und soziale Abhängigkeiten herunterspielt. Es ergibt sich eine Blindheit gegenüber gesellschaftlichen Determinanten, die uns auch heute nicht fremd ist.

Die Kultivierung des Innerlichen bleibt bedroht vom Kult des Inneren. Dadurch entfernt sich die Begriffswelt jedoch von der Lebenswelt. Als Muster des damaligen Bildungskonzeptes dienten nämlich aufstrebende Industrielle, die aus eigener Kraft zu wirtschaftlichem Erfolg gelangt waren, und Funktionseliten, die im preußischen Staatsdienst standen und die gerade aufgrund ihrer Bildung ausgewählt worden waren.[10] Bildung als Ermöglichung einer freien Wechselwirkung des Ich mit seiner widerständigen Welt ist keine überzeitliche für sich sprechende Definition, sondern eine selbstbewusste Eigendeutung nutzbringender Bürger angesichts der Anforderungen einer Gesellschaft, die viele Handlungsspielräume eröffnet, damit aber auch mehr Risiken birgt. Der humanistische, idealistische oder klassische Bildungsbegriff ist in dieser Perspektive auch eine typische Antwort erfolgreicher Kaufleute, die sich selbst als Ursache des wirtschaftlichen Erfolgs erleben und keinesfalls nur adlige Vorbilder nachahmen. Im Unterschied zur Klasse der Kapitaleigner formiert sich das Bürgertum nicht so ohne Weiteres zu einer homogenen Gruppe. Die Staatsdiener allerdings, die intellektuelle Schulung und eine wissenschaftlich begründete sowie staatlich kontrollierte Ausbildung genossen haben, können an angesehenen Berufsfeldern partizipieren, wodurch ihr Selbstbewusstsein gestärkt wird. Bildung wird ihr Vermögen, ihr Besitz, den sie im Kampf um Privilegien einsetzen können.

Der gelehrte Gebildete, der ohne eigenen Wohlstand, aufgrund seines Wissens und seines gepflegten Umgangs wichtige Funktionen im öffentlichen Leben einnimmt, ist seit dem späten 17. Jahrhundert eine eigentümliche Erscheinung der deutschen Geschichte. Während heute die Grenze zwischen Bildung und Ausbildung verschwimmt, sollte Bildung nach dem Verständnis des frühen 19. Jahrhunderts zweckfrei sein, wenngleich sie längst als Tauschkapital durchschaut ist. Der romantische Staatstheoretiker Adam Müller sprach von »geistigem Erfahrungskapital«, dessen Elemente Sprache, Schrift und Rede sind, und unterscheidet es vom »physischen Warenkapital«, das durch Geld, Kredit und Handel in Bewegung gehalten wird.[11] Auch Johann Gottfried Herder bedient sich eines ökonomischen Vokabulars, um den Beitrag des Einzelnen zum geistigen Vermögen aller zu kennzeichnen: »Gehet ein Mensch von hinnen, so nimmt er nichts als das Bewußtsein mit sich, seiner Pflicht, Mensch zu sein, mehr oder minder Genüge getan zu haben. […] Der Gebrauch seiner Fähigkeiten, alle Zinsen des Kapitals seiner Kräfte, die das ihm geliehene Stammgut oft hoch übersteigen, fallen *seinem Geschlecht* anheim. An seine Stelle treten junge, rüstige Menschen, die mit diesen Gütern *forthandeln*, sie treten ab, und es kommen andre an ihre Stelle.«[12] Hier kündigt sich eine weitere, mächtige und wieder ambiguose Metapher an: Bildung als Humankapital. Auf der einen Seite fungiert der uneigennützige, selbständige Gebrauch der Vernunft nämlich als Antrieb der Entwicklung einer bürgerlichen Gesellschaft. Auf der anderen Seite tritt er als ebenbürtiger Erbe sozialer Privilegierung durch Adelsprädikate in das Feld eines sozialen Unterscheidungskampfes. Unter dem Titel »Bildung« wird aus dieser Sicht der Prestigekampf des Adels mit dem Warentausch der kapitalistischen Gesellschaft verknüpft. Die Zirkulation des kulturellen Kapitals gehorcht den Gesetzen der Warengesellschaft. Unter dem Schein ästhetischer Zweckfreiheit reüssiert der ökonomische Nutzen.

Die Grenzen der Selbstbestimmung sind damit klar erkennbar. Wir können unser Denken und Handeln nicht in allen Momenten autonom bestimmen, aber in unserem Denken und Handeln formieren wir uns als Akteure und Subjekte, das heißt, wir vollziehen unser Selbst, indem wir auf fremde Ansprüche antworten. Immerhin sind wir es selbst, die sich auf diese einlassen oder nicht. Bildung als Gestaltung kritischen Denkens und politischen Handelns angesichts fremder Ansprüche – das klingt heute seltsam, vielleicht verstaubt, pathetisch. Denn zielscharf, zielführend sind heute anerkannte Einschätzungen von Bedarfssteuerungen, die Unwägbarkeiten, Fehlgänge und Verzögerungen im konkreten Handeln zu vermeiden trachten.

Auszeiten werden nicht nur im Mannschaftssport genommen, um Distanz zu gewinnen und mit neuen Orientierungen in das Spiel zurückzukehren, sondern auch im Berufsleben, um sich zu regenerieren oder dem eigenen Lebensweg eine neue Richtung und neuen Schwung zu verleihen. Die verlorene Zeit soll durch die frische Kraft aufgeholt werden. Auch Umwege sind nicht gänzlich verpönt, aber sie müssen rentabel sein und in erster Linie der Anhäufung von Humankapital dienen. Stets geht es um Effizienz, um wirtschaftlich erfolgreiche Investitionen in die Zukunft. Zögern, Einhalten, Warten, einen Schritt zurückgehen oder gar Zeit zu verlieren verursachen ein Zuspätkommen, welches das Leben bestraft. Zeit ist kostbar. Man kann sie sich nicht einfach stehlen. Beschleunigung und Mobilität sind unangefochtene Richtlinien gesellschaftlichen Handelns, auch im Bereich der Bildung. Nachdenklichkeit scheint wenigen vorbehalten zu sein. Während beim Nachdenken wenigstens noch ein Ergebnis herauskommt, ist Nachdenklichkeit ihr eigenes Resultat. Ihre Bedeutung liegt in ihr selbst. Sie ist Verzögerung *par excellence*. Die Verzögerung und das Einhalten sind notwendige Bedingungen kritischen Erkennens, das sich niemals als prompte Reaktion auf einen Reiz verwirklicht. Zeit zu verschwenden, muss man sich leisten können. Zeit ist Geld. Sie ist eine Ressource, die ungleich verteilt ist. Es ist dabei schwierig, wenn nicht gar unmöglich, die Zeit aufzuholen, die den Vorsprung der Begünstigten ausmacht.

Bildung soll heute berufsfeldbezogen sein. »Nachdenken« oder das »Wissen um das eigene und grundsätzliche Nichtwissen« sucht man umsonst in Kompetenzkatalogen. Beschleunigung und Produktivität zählen. Langfristige Lebenspläne sind längst unmöglich geworden. Der ständige Wechsel wird als Herausforderung betrachtet, seine Kompetenzen zu erweitern, Kontakte zu knüpfen und flexibel teamfähig zu werden. In Zeiten bedrohlicher Krisen und diffundierender Angst ist Resilienz, Widerstandsfähigkeit gefragt, somit die Möglichkeit, Krisensituationen ohne folgenreiche Deformationen zu überstehen. »Für die Resilienzpolitik wünschenswert wäre insofern etwas Ähnliches wie ein Breitbandantibiotikum in der Medizin: Maßnahmen, die gegen verschiedenste Gefährdungen wirken.«[13]

Unter dem Einfluss einer Pandemie geht es vor allem um die Verhinderung von Ansteckungen mittels spezifischer Impfstoffe. Resilienzstrategien erinnern an Immunisierungsprozesse, und es ist naheliegend, in der Suche nach einer zeitgemäßen Bildungsmetapher zu prüfen, ob Bildung als Immunisierung, als Schutz vor bedrohlichen Ansteckungen verstanden werden kann. Dabei ist Ansteckung nicht immer gefährlich. Wir kennen die Begeisterung, die ansteckt, Stimmungen, die ansteckend sind, Stimmungen, die aufgeheizt werden. Wir vereinigen uns über Gefühle, was bedrohlich wird, wenn diese feindlich sind. Beängstigende Affektgemeinschaften können entstehen, welche die Erregungs- und Aufmerksamkeitsökonomie steuern. Dadurch gründen sich eine »phantasmatische Unmittelbarkeit, vorbehaltlose Zugehörigkeiten oder die Erhitztheit persönlichen Betroffenseins«.[14]

Der Erlebnismodus des Unmittelbaren und Authentischen braucht keine Fragen, keine Erwägungen, keine Vorbehalte. Es gibt keine Verständnisprobleme und Deutungskonkurrenzen. Immunisierung kann deshalb in bestimmten Situationen schützen, legt aber auch fest, was als fremd und was als eigen zu gelten hat. Fremdkörper werden zugunsten des eigenen Körpers bekämpft. Hygiene und Reinheit stellen Mischungen unter Verdacht. Es ist nicht auszuschließen, dass diese Bilder im politischen Raum auf ein gefährliches Entgegenkommen stoßen.

In einer Zeit, in der Achtsamkeit vor allem als die gelassene Einkehr nach innen beworben wird, ist es ebenso schwierig wie notwendig, die Verantwortung auch für den anderen zu sehen und zu tragen, und es ist fraglich, ob dieser Aspekt im Rahmen der Immunisierungsmetapher zu fassen ist.

Bildung als Immunisierung

In Zeiten von Corona ist es verführerisch, eine neue Metapher für Bildung auszuprobieren: Immunisierung, Stärkung der Widerstandskräfte. Damit kann ein Votum von Hans Blumenberg gemeint sein: »Bildung ist ganz wesentlich Unverführbarkeit.« Aber bei der Übertragung von Bildern, die aus dem Bereich des Organischen kommen, ist Vorsicht geboten. Allzu oft musste der Umgang mit dem kranken Körper für Vernichtungsfantasien herhalten, deren Treibstoff Ganzheitssehnsüchte waren. Diese verheißen eine heile Welt, die keine Lücken, Ausfälle, Weglosigkeiten kennt. Ihre bedrohlichen Pole sind auf der einen Seite das Chaos als das Fehlen jeder Ordnung und auf der anderen Seite die Maschine als die perfekte Ordnung.

Das Plädoyer für Ganzheit braucht diese Dichotomie, weil es schwer ist, zu sagen, was sie selbst bedeutet. »In ihren Prägungen, den Phantomen allzu gequälter Herzen, drängt unter schauriger Roh[h]eit Verschüttetes wieder hervor. Maßlose Erkaltung der menschlichen Beziehungen durch maschinelle, geschäftliche, politische Abstraktionen bedingt maßlosen Gegenwurf im Ideal einer glühenden, in allen ihren Trägern überquellenden Gemeinschaft.«[15] Gerade in orientierungsarmen, beängstigenden Zeiten entwickelt der Ruf nach dem organischen Ganzen, nach einer bergenden Gemeinschaft eine besondere Anziehungskraft. Augenfällig wurde dies unter anderem auch angesichts der Katastrophe des Ersten Weltkriegs. Ganzheit nimmt einen politischen Tonfall an und kennzeichnet nicht etwa den Reformwillen der Weimarer Zeit, sondern im Gegenteil die reaktionäre Forderung nach einem totalitären Regime, das Ordnung in das Chaos bringt. Die Nationalsozialisten »haben kein System, sie haben eine Organisation, sie systematisieren nicht mit dem Verstande, sie lauschen dem Organischen die Geheimnisse ab«.[16]

Demokratie wird mit Krebs verglichen, der durch seinen Auswuchs das Ganze zerstört. Die Aktivität einzelner Zellen ist tödlich. Während etwa Tuberkulose eine »Krankheit der Zeit« ist, in welcher der betroffene Mensch gleichsam vergeht, ist Krebs eine »Krankheit des Raumes«. Er breitet sich aus, wuchert.[17] Krebs ist nicht vornehm. Er ist vulgär. Wenn Menschen mit einem Krebsgeschwür der Gesellschaft verglichen werden, ist jeder im Bilde, um wen es sich handelt, jedenfalls nicht um die Bewohner des Zauberbergs, die mit ihrem Lungenleiden dem Geiste näher als dem Körper sind. »Davon, daß der Patient verzärtelt werden könnte, kann keine Rede sein. Wenn man einmal davon ausgeht, daß der Körper des Patienten von einem Angriff (einer ›Invasion‹) bedroht wird, kann die einzige Behandlung nur in einem Gegenangriff bestehen.

Die kontrollierenden Metaphern in den Beschreibungen von Krebs sind tatsächlich nicht der Ökonomie entlehnt, sondern der Sprache der Kriegsführung: Jeder Arzt und jeder bemühte Patient ist mit dieser militärischen Terminologie vertraut, wenn nicht schon dagegen abgestumpft.«[18] Auf zellbiologischer Ebene geht es um die Bekämpfung einer Invasion, um die Tötung der Krebszellen, um die körpereigene Abwehr im Dienst der Lebenserhaltung. Immunologisch sind Viren feindliche, bösartige Fremde im eigenen Körper, welche das organische Ganze bedrohen. Hautfarbe, Religions- und Geschlechtszugehörigkeit spielen für sie keine Rolle. Das ändert sich in der Übertragung auf Zwischenmenschliches. Diskriminierung statt Differenzierung ist eine mögliche Folge. Unschwer ist es, sich auszumalen, was die Metapher der Immunisierung in der Übertragung auf Bildung zur Folge hätte.

Bildung aber meint engagierte Selbstgestaltung in sozialer Abhängigkeit. Menschen sind verwickelt in eine Sozialität, die ihnen sowohl vorausgeht als auch nachfolgt. Sie sollten jedoch die Stärke haben, sich Vereinnahmungspraktiken sowie Identitätszuschreibungen zu widersetzen und ihr individuelles Anderssein und ihre grundsätzliche Unverfügbarkeit zu verteidigen, sich nicht abkanzeln zu lassen, indem sie etwa Sprachverbote zugunsten – wenn auch zeitraubender – Argumentationen zurückweisen. Darin besteht ihre Freiheit in demokratischen Gesellschaften. Bildung macht nicht immun, sie meint im Gegenteil dazu eine Empfänglichkeit für die Widersetzlichkeit der Dinge, der anderen und des Selbst. Damit ist ein Gegenentwurf zum effizienzorientierten Selbstmanager angedeutet. In den Mittelpunkt rückt an die Stelle von Selbstverwirklichung und -behauptung eine erfahrungsgesättigte Sensibilität, die um die Widersetzlichkeit der Welt weiß und deshalb das Ungeheure der menschlichen Ausbeutungs- und Bewältigungsstrategien als schmerzlich erfährt, ohne sich über die in Anspruch genommenen Vorteile zu belügen. Der oder die Gebildete, der oder die nicht um sein oder ihr Ich kreist, feiert nicht seine oder ihre eigene Bevormundung und betrachtet die anderen nicht lediglich als Konkurrenten und die Fremden nicht nur als Bedrohung der eigenen Lage, sondern sie fühlen sich mit ihnen gemeinsam angesprochen im Hinblick auf die unveräußerlichen und unverletzlichen Menschenrechte. Bildung in dem hier gemeinten Sinn bleibt in einem gehaltvollen Verständnis Element der Unsicherheit, einer wohlbegründeten Orientierungsschwäche, einer hilflosen Normativität, einer skeptischen Lebensweise, eines schamlosen Argwohns gegen alles, das sich von selbst versteht, und gegen jeden, der bei sich selbst zu sein meint. Wer immer genau weiß, was richtig und was falsch, wer Freund und wer Feind ist, der ist in dem hier entfalteten Sinn nicht gebildet. Einimpfen kann man Bildung ebenso wenig wie eintrichtern. Ihre Widerstandskraft kann nicht außerhalb ihrer selbst entwickelt, sondern muss mit ihr erkämpft werden.

Anmerkungen

1 Hans Blumenberg: *Schriften zur Technik*. Berlin 2015, S. 136.

2 Vgl. Käte Meyer-Drawe, Egbert Witte:»Bilden« in: *Wörterbuch der philosophischen Metaphern*, hg. von Ralf Konersmann. Darmstadt 2011, 3., erweiterte Auflage, S. 64–82.

3 Der Unterschied zwischen Perfektibilität und dem heutigen Imperativ der Selbstoptimierung besteht in dem Beitrag zur Verbesserung menschlicher Verhältnisse. Die Ansprechbarkeit einer Gesellschaft im Hinblick auf eine säkulare Rettung, welche der Perfektibilität des Menschen dienlich war, büßt an Bedeutung ein. Soziale Imaginationen verblassen.

4 Hans Blumenberg: *Ästhetische und metaphorologische Schriften*. Berlin ⁶2021, S. 427.

5 Vgl. Platon: *Theaitetos* in ders.: *Werke in acht Bänden. Band 6*. Darmstadt ²1990, 142a–210d, hier: 150b.

6 Vgl. Hans Peter Thurn:»Wer kultiviert den Menschenpark?«, in: *Park, Zucht und Wildwuchs in der Kunst*, hg. von Johannes Bilstein und Matthias Winzen. Nürnberg 2005, S. 20–29, hier: S. 20 u. ö.

7 Vgl. Käte Meyer-Drawe:»Der Gärtner mit der ›haarigen Faust‹. Über Kindergärten und Menschenparks«, in: *»Schau an der schönen Gärten Zier …«Über irdische und himmlische Paradiese. Zu Theologie und Kulturgeschichte des Gartens*, hg. von Jürgen Ebach et al. Gütersloh 2007, S. 112–124.

8 Wilhelm von Humboldt: *Theorie der Bildung des Menschen. Bruchstück*, in: *Wilhelm von Humboldt. Schriften zur Anthropologie und Geschichte, Werke in fünf Bänden, Band I*, hg. von Andreas Flitner, Klaus Giel. Darmstadt ³1980, S. 234–240, hier: S. 235 f.

9 Darin gleicht der Gebildete dem Helden. Vgl. Ulrich Bröckling:»Ich, postheroisch«, in: *Zeitschrift für Ideengeschichte* Heft XII, 3, 2018, S. 21–32, hier: S. 21.

10 Vgl. Carola Groppe: *Der Geist des Unternehmertums. Eine Bildungs- und Sozialgeschichte. Die Seidenfabrikantenfamilie Colsman (1646–1840)*. Köln/Wien 2004.

11 Vgl. Georg Bollenbeck: *Bildung und Kultur. Glanz und Elend eines deutschen Deutungsmusters*. Frankfurt am Main/Leipzig 1994, S. 44 f.

12 Johann Gottfried Herder: *Briefe zur Beförderung der Humanität*, zit. nach Dieter Thomä:»Die Theorie des Humankapitals zwischen Kultur und Ökonomie«, in: *Zeitschrift für Wirtschafts- und Unternehmensethik* 7 (3) 2006, S. 301–318, hier: S. 308.

13 Andreas Reckwitz:»Die neue Politik des Negativen«, in: *Spiegel* Nr. 10, 06.03.2021, S. 42–44, hier: S. 43.

14 Peter Strohschneider:»POTUS als Twitterer«, in: *Zeitschrift für Ideengeschichte* Heft XII, 3, 2018, S. 61–75, hier: S. 61.

15 Helmuth Plessner: *Grenzen der Gemeinschaft. Eine Kritik des sozialen Radikalismus (1924)*, in: ders.: *Gesammelte Schriften, Band V, Macht und menschliche Natur*, hg. von Günter Dux et al., Frankfurt am Main 1981, S. 7–133, hier: S. 28.

16 Victor Klemperer: *LTI. Notizbuch eines Philologen*. Leipzig ¹⁵1996, S. 107.

17 Vgl. Susan Sontag: *Krankheit als Metapher & Aids und seine Metaphern. Essays*. München 2003, S. 17.

18 Ebd., S. 56.

IMMUN GEGEN KITSCHPHOBIE
Birte Förster

Eigentlich ist an Jovanottis Texten alles schlimm: Sie strotzen vor Kitsch, die Bilder sind einfach und das Thema ist meistens er selbst. Seine Welt kann kein Wässerchen trüben, sie ist eingängig instrumentiert und kennt so gut wie keine Schattenseiten, zuweilen regnet es, aber auch das ist schön. Fröhlich singt er Binnenreime gegen jedweden Pessimismus dieser Welt: den Sommer umschlungen, verliebt, unterwegs zu einer großen Sache, und alle dürfen mit beim Retten der Welt. Dennoch immunisiert der Sänger nicht nur mich gegen meine Kitschphobie. In Italien ein Superstar füllt er Stadien mit Menschenmassen vom Teenager- bis zum Rentenalter und fragt sie, was Vertrauen kosten darf und wie man sie erreicht, die bessere Welt voller Barmherzigkeit, in der Rassismus keinen Platz hat. Mit Pessimismus jedenfalls nicht, stattdessen kommt der Barde mit überschwänglicher Freude daher, denn es gilt, das Leben zu feiern.

Wie lässt sich das alles ertragen, wie hält das Ansingen gegen Rassismus nur dem Blick aus dem Fenster stand? Wie wird man immun gegen diesen Kitsch und hält ihn sogar für tanzbar? Ich weiß es nicht. Sicher liegt es nicht nur am angebotenen Eskapismus in eine Songwelt, die ist, wie man sie gerne hätte, die durch eine sanfte musikalische Revolution erreicht wird. Für die Dauer eines Popsongs aus dem Leben aussteigen und mitgrölen, dass wir uns sofort gefällig selbst und gegenseitig retten müssen – das entlastet. Und wenn es nicht klappt, kommt Jovanotti einfach selbst vorbei und nimmt einen mit.

Vielleicht ist es die musikalische Bandbreite eines Künstlers, der mit Rap begonnen hat und inzwischen von der leisen Ballade bis hin zur großen Pophymne fast alles spielt und doch unverkennbar der eine bleibt? Der so rührend von seiner neugeborenen Tochter singt, dass man feuchte Augen bekommt, der sein Gegenüber mit treibenden Rhythmen zum weltgrößten Wunder erklärt oder eine Liebeserklärung an das Leben rappt. Auf der Bühne tut er das im Glitzeranzug oder in kreischend bunten Lederjacken mit Baseballmütze, neuerdings auch im Rock, häufig in modisch fragwürdigen Musterkombinationen. Ist mir egal, was andere denken, ich mach mein Ding, steht in großen Lettern über seiner öffentlichen Persona. Wer kann da widerstehen?

Vielleicht liegt es auch an der Überrumpelung qua Lebensfreude und unbedingter Liebe, die er besingt. Gefühle sind Jovanottis Dauerthema, und sie sind häufig überwältigend: Mit einem Blick hat sie ihn gefangen, befreit, und jetzt ist er im Liebesrausch verrückt nach dieser Frau, die ein Medaillon mit dem Bild ihrer großen Liebe trägt. Es handelt sich um ihre Katze. Schlecht für den Helden, doch der hat keine Angst vor Verwundbarkeit. Ohne Liebe wäre er nur ein Scharlatan, und deshalb würde er sich für sie auch ohne den Ariadnefaden in ein Labyrinth stürzen, dieser Ritter von der fröhlichen Gestalt. Er ist der Welt stets zugewandt, denn die größte Sünde im Evangelium des Jovanotti ist die Gleichgültigkeit. Gegen sie singt er an, mit aller Macht, gegen sie will er immun machen.

Die Grenzen zwischen Liebesgefühlen und politischen Themen verschwimmen häufig, denn das Gefühlsbetonte des Eigenen führt zwingend zur Empathie gegenüber dem Anderen. »Affermativo«, bejahend, ist der Song übertitelt, der die Fluchtgeschichte eines jungen Mannes über das Mittelmeer beschreibt. Man kann nicht in einer Welt ohne Himmel leben, in einer ohne Möglichkeiten, und Gleichgültigkeit ist die größte unter den Sünden, auch in diesem Fall.

In Jovanottis Liedern liegt ein Versprechen, eben nicht immun sein zu müssen – nicht gegen Liebe, nicht gegen Trauer, nicht gegen Ungerechtigkeit, nicht gegen die Nöte anderer. Es ist dieses Versprechen, das seinen Kitsch so annehmbar macht. Eine bessere Welt ist möglich, wer mag das eigentlich nicht hoffen und sich dazu für einen Moment im Rhythmus wiegen?

Zur Erstimpfung empfohlen: »Con uno sguardo«.
Zur Zweitimpfung empfohlen: »Affermativo«.

Michael Leitl
Impfen gegen Ignoranz
Wie wir Künstliche Intelligenz verantwortungsvoll nutzen

Künstliche Intelligenz (KI) ist gnadenlos. Sie legt offen, was in Daten an versteckten Zusammenhängen verborgen liegt. Einkaufswünsche, Krankheiten, kriminelle Absichten. Oftmals ist das ausgesprochen hilfreich. An automatisch erzeugte Produktempfehlungen haben wir uns längst gewöhnt. Auch an immer besser werdende Übersetzungen, an Gesichtserkennung in unseren privaten Fotosammlungen, an perfekte Suchergebnisse bei Google und schon sehr natürlich klingende Sprachassistenten wie Google Duplex. Das ist die Seite, die uns vertraut ist. Die andere Seite ist hässlich. Unerwartet entwickelte sich Microsofts selbstlernender Chatbot Tay zu einem fiesen, rassistischen Charakter. Manche Programme, die in Personalabteilungen Lebensläufe und Bewerbungen vorsortieren, wirken in ihren Entscheidungen wie die Madmen aus der 1950er-Jahre-Serie von Netflix: Sie diskriminieren systematisch Frauen. Programme für die Kriminalitätsbekämpfung vorverurteilen Menschen mit dunkler Hautfarbe. Kurz: Alle menschlichen Vorurteile, die wir längst als überwunden glaubten, kehren in den Entscheidungen mancher KI-Systeme wieder. Wie kann das sein?

An den Algorithmen selbst liegt es nicht. Sie folgen nur den Regeln, nach denen maschinelles Lernen funktioniert, nach denen so ein Programm sich die logischen Zusammenhänge und Muster erarbeitet. Sie funktionieren wie ein Brennglas, das unethische oder diskriminierende Zusammenhänge aufdeckt und um ein Vielfaches verstärkt.

Verborgen liegen diese Muster in den Daten, aus denen eine KI-Anwendung lernt. Dazu muss man wissen, dass eine KI zunächst einen

Datensatz benötigt, der ihr Zusammenhänge vorgibt. Bilder von Äpfeln enthalten das Schlüsselwort Apfel, Bilder von Birnen das Wort Birne. So kann das Programm lernen, beide Aspekte zu kombinieren – und später die Zuordnung selbst vornehmen. Das Problem: Trainingsdaten werden von Menschen gemacht. Sie sammeln, werten aus, kuratieren. Und Menschen unterliegen grundsätzlich Vorurteilen. Die Liste der Bias genannten Wahrnehmungsverzerrungen ist lang, und ihre vielen Spielarten finden sich in zahlreichen Datensätzen wieder. Der Chatbot Tay beispielsweise lernte aus den Twitter-Kommentaren der User, mit denen er diskutierte – und adaptierte Meinungen und Aussagen aus polemischen, politischen und rassistischen Diskussionsgruppen. Nach 16 Stunden im Chat hatten ihn die Nutzer umerzogen. Er war ein Rassist.

Solange Menschen an der Zusammenstellung von Datensätzen beteiligt sind, ist stets ein gewisses Misstrauen angebracht. Selbst wenn die Daten an sich eigentlich unverdächtig scheinen. Ein Beispiel sind Texte über Berufe, die im Internet verfügbar sind. Man könnte annehmen, dass bei der Masse der zur Verfügung stehenden Dokumente ein breites Spektrum an Informationen als Basis für eine Analyse zur Verfügung steht. Das ist aber nicht so. Tatsächlich konnten Wissenschaftler von der Boston University 2016 zeigen, dass eine KI Männer auf der Basis von Daten überwiegend mit dem Beruf des Programmierers in Verbindung brachte. Frauen eher mit Hausarbeit.

KI kann also unethisch und diskriminierend handeln – entweder, weil die Programmierer den Missbrauch nicht verhindern wie im Beispiel Tay. Oder weil die Daten nicht gut genug aufbereitet und von ihren versteckten Vorurteilen befreit wurden. Der KI als Roboter aus Bits und Bytes ist das Ergebnis letztlich egal. Sie kennt weder Intuition noch Empathie. Sie ist eben nur eine Maschine. Allerdings legt sie alles offen, was an versteckten Informationen in Daten vorhanden ist.

Was können wir also tun, um Missbrauch, Fehlentwicklung und unbeabsichtigte negative Konsequenzen zu verhindern? Wie können wir KI als Technologie in möglichst vielen Gebieten einsetzen und dennoch die schädlichen Auswirkungen begrenzen? Wie können wir uns also impfen gegen das Virus aus Vorurteil und Intoleranz?

Übersetzer von Wissen

Die Coronapandemie zeigt sehr drastisch, wie schwierig es ist, gute Entscheidungen für komplexe Probleme zu treffen. Wie immer in unsicheren Zeiten verlangen die Menschen nach schnellen und klaren Antworten, die ihnen Orientierung geben. Politiker müssen sämtliche Informationen, die zur Verfügung stehen, sammeln, Einflussfaktoren und mögliche Folgen für die Gesellschaft abwägen und schließlich eine Entscheidung treffen. Sie stützen sich dabei auf Experten. Wissenschaftler geben Einschätzungen, erstellen Simulationen, basierend auf Experimenten und Erfahrungswerten. Bei einer neuen Krankheit wie COVID-19 ist der Unsicherheitsfaktor zu Beginn extrem hoch und wird über Monate und Jahre langsam kleiner. Mit der Zeit wird klarer, was funktioniert und welche Maßnahmen sich als Sackgasse oder sogar als Gefahr erweisen. Irgendwann ist der Punkt erreicht, an dem es eine Art Blaupause gibt, wie mit dem Problem Corona am besten umgegangen werden kann. Das ist der Zeitpunkt, an dem es einen Leitfaden gibt, an dem vielleicht sogar konkrete Kennzahlen zur Orientierung existieren – und der auch Nichtexperten einen souveränen Umgang mit dem Thema erlaubt.

Das gilt jedenfalls für den Umgang mit direkten Konsequenzen. Im Beispiel einer Pandemie sind das die Zahlen der Erkrankten, Genesenen und Verstorbenen.

Noch viel schwieriger ist es jedoch, den Überblick über indirekte Konsequenzen zu behalten. Dazu gehören zum Beispiel zerstörte Lebensentwürfe, verminderte Bildungschancen, bankrotte Unternehmen, eine bessere Klimabilanz, bessere Luft, weniger Umweltverschmutzung, eine neue Perspektive auf Konsum oder der besondere Wert von Freundschaft. Die Liste ließe sich noch lange fortsetzen.

Die Lösung für ein einzelnes Problem erscheint oft kompliziert. Aber viele Probleme lassen sich mittlerweile längst nicht mehr isoliert angehen. Sie müssen gemeinsam betrachtet werden, und ihre Lösung wird zu einer komplexen Aufgabe. Damit fangen die eigentlichen Schwierigkeiten erst an. All die möglichen Konsequenzen zu beurteilen und abzuwägen ist schwer, erscheint manchmal sogar unmöglich. Genau darum geht es: Wir müssen besser darin werden, abzuwägen, welche Folgen Handlungen in komplexen Systemen haben. Und zwar schnell. Denn die Liste der großen Probleme wird länger. Neue Impfstoffe im Turbotempo herzustellen, ist nur eine der Herausforderungen unserer Zeit. Weitere Herausforderungen sind zum Beispiel neue Verfahren für effizientere, klimaneutrale Energieerzeugung, die Suche nach neuen Materialien, die modernen Anforderungen an eine nachhaltige Produktion genügen, das Überwinden von gesellschaftlichen Problemen wie Rassismus oder die ungerechte Verteilung von Einkommen.

Beispiele für solche komplexe adaptive Systeme, in denen einzelne Probleme angesiedelt sind, gibt es viele: die Biosphäre und das Ökosystem, Unternehmen, Gehirn und Immunsystem, Gruppen in sozialen Systemen wie etwa politische Parteien und Communitys. Wann immer wir ein Problem im Kontext komplexer Systeme lösen wollen, müssen wir deren Mechanismen verstehen und versuchen, mögliche Konsequenzen zu antizipieren.

Schnelle und gleichzeitig richtige Lösungen gibt es nur selten. Eine gute Problemlösung lässt sich nur entdecken, wenn wir lernen, das Wissen über Technologien, wirtschaftliche Mechanismen und gesellschaftliche Zusammenhänge immer intensiver miteinander zu verschmelzen. Da viele komplexe Systeme durch Intransparenz gekennzeichnet sind, ist die KI ein Weg, um Licht ins Dunkel zu bringen. Sie ermöglicht den Austausch von Daten, Wissen und Erfahrungen über viele unterschiedliche Kompetenzbereiche hinweg.

Das hat Konsequenzen für die Art und Weise, wie Neues in die Welt kommt. Mehr und mehr müssen wir lernen, bei der Lösung von Problemen nicht nur die rein technische Perspektive einzunehmen. Also die

Frage, wie eine chemische Reaktion, ein Computerprogramm, eine bestimmte Konstruktion funktionieren könnte. Sondern es geht darum, das angestrebte Produkt, Verfahren oder die Dienstleistung so zu gestalten, dass die indirekten Folgen mitberücksichtigt werden.

Ein Beispiel: Das Design von E-Kickrollern für eine neue Form der Mobilität von Städten basiert auf der Annahme, dass die letzte Meile von einer Bahnstation bis zum Ziel mit der Miete der Roller auf bequeme Art und Weise umgesetzt werden kann. Charakteristisch für solche Geschäftsmodelle ist ihr Ansatz, global zu funktionieren. Einer Marktstudie von Berg Insight zufolge wird bis 2024 mit einem Absatz weltweit von 4,6 Millionen Stück gerechnet. Eine indirekte Konsequenz eines erfolgreichen E-Kickroller-Geschäfts sind der erhöhte Ressourcenbedarf für Lithium-Ionen-Akkus, das Problem der Entsorgung nach der recht kurzen Lebensspanne der vermieteten E-Kickroller und eine unzureichende Infrastruktur, sobald dieses Verkehrsmittel zu einem Massenphänomen wird.

Im Gegensatz dazu stehen Innovatoren wie Thomas Alva Edison oder Elon Musk. Beide haben erkannt, dass zur Lösung eines komplexen Problems ein komplexer Ansatz nötig ist. Edison erkannte das Potenzial von elektrischem Licht – und den Bedarf der dafür nötigen Infrastruktur. Er entwickelte also nicht nur die Glühbirne weiter, sondern auch Leitungssysteme und Kraftwerke. Elon Musks Ziel, eine nachhaltige Alternative zum Verbrennungsmotor zu entwickeln, mündete in einem System aus den Komponenten Solarstromerzeugung, Batterieproduktion (inklusive der Anstrengungen, das Problem des massiven Lithium-Verbrauchs zu lösen), Autoproduktion und Fahrzeugentwicklung.

Ohne diesen systemischen Ansatz wäre die Idee einer nachhaltigen Elektromobilität zum Scheitern verurteilt.

Nun ist nicht jeder Manager ein visionärer Denker wie Edison oder Musk. Daher benötigen wir Ansätze, um der Allgemeinheit Grundprinzipien für innovatives Handeln zur Verfügung zu stellen. Einer der ersten Ansätze, die einen Hauch von Systemdenken in die Entwicklung von Produktideen brachten, war das Anfang der 1990er-Jahre entwickelte

Design Thinking. Dort wurde systematisch festgelegt, wie sich der Nutzen für die Anwender in die Produktentwicklung integrieren ließ. Den Durchbruch brachte die Vermarktung durch die Design-Agentur IDEO und die Gründung der d.school an der Stanford University durch SAP-Mitgründer Hasso Plattner. Viele Unternehmen haben den Nutzen dieses Ansatzes zwischenzeitlich erkannt und erfolgreich umgesetzt. Der Elektrogerätehersteller Samsung entwickelte sich durch die konsequente Anwendung dieses Ansatzes zum Hauptkonkurrenten von Apple. Heute benötigen wir derlei Führung durch systemische Ansätze mehr denn je. Bahnbrechende Innovationen wie die Einführung von Elektrizität oder die Neuerfindung von Mobilität wird nur möglich sein, wenn es gelingt, systemische Zusammenhänge zu erkennen und daraus die Konsequenzen zu ziehen.

Diese Führung ist vor allem deshalb notwendig, weil zwar die Schwierigkeit der Problemlösung zunimmt, die Innovationsfähigkeit dagegen seit Jahrzehnten abnimmt. Das ist ein Problem. Im Jahr 1971 gewannen die 500 größten Unternehmen der Welt im Index des amerikanischen Magazins *Fortune* noch 41 Prozent der Innovation Awards. 2006 waren es gerade noch sechs Prozent. Überraschenderweise gilt dieser Rückgang insbesondere in Zeiten der Krise. Eine Ursache ist laut Henning Vöpel vom Hamburger Weltwirtschaftsinstitut die in Krisenzeiten vorherrschende kurzfristige Orientierung. Ausgaben für große Innovationen zahlen sich frühestens mittelfristig aus. Sie werden in Krisenzeiten gestrichen.

Ohne wirklich große Entwürfe, also die Fähigkeit, über die reinen Verbesserungen von Produkteigenschaften hinauszudenken, werden wir unsere Probleme nicht bewältigen können. Dazu fehlt uns schlicht die Zeit.

Um das Verständnis für die Komplexität von Innovationen zu erleichtern, benötigen wir daher eine neue Form von Mittelsmann. Kuratoren von Wissen, Methoden und Vorgehensweisen, um vom Problem zur validen Lösung zu gelangen. Sie vermitteln zwischen Entscheidern auf der einen Seite und Experten auf der anderen Seite. Sie schaffen eine gemeinsame Sprach- und Verständnisebene zwischen den Beteiligten aus den unterschiedlichen Fachgebieten in komplexen Projekten und ermöglichen ihnen, zu verstehen, welche Einflüsse und Wirkungen berücksichtigt werden müssen. Sie analysieren, was wirklich funktioniert. Sie verstehen die großen Zusammenhänge, trennen Wichtiges von Unwichtigem. Und sie besitzen die Fähigkeit, den Weg zur Lösung grafisch so zu illustrieren, dass es auch Nichtexperten den Einstieg in das Thema ermöglicht. Das wird umso wichtiger, je komplizierter ein Thema ist: Künstliche Intelligenz, komplexe Geschäftsmodelle und nachhaltige Produktion sind Gebiete, auf denen derartige Anleitungen helfen, den Einstieg zu finden. Im heutigen Berufsalltag ist es normal geworden, dass wir immer wieder mit Dingen konfrontiert werden, die für uns neu sind. Gestern war es noch das Internet, heute ist es Künstliche Intelligenz, morgen wird es die Produktion in natürlichen Kreisläufen sein, bei der kein Gift und kein Müll mehr anfällt.

Die Fähigkeit der Kuratoren zur Übersetzung von Wissen und Erfahrung in grafisch ansprechende Anleitungen erleichtert uns dabei den Übergang. Um die Bedeutung vor allem der grafischen Aufbereitung zu verstehen, werfen wir noch einen kurzen Blick in die Geschichte.

Grafische Information als Wegbereiter

Nähen war seit Generationen ein Alltagshandwerk. Bereits im 18. Jahrhundert nutzten Schneider Schnittmusterbögen. Sie waren lange ein Werkzeug für Profis. Bis Aenne Burda auf die Idee kam, ihr Modemagazin 1952 mit den neuesten Designs aus der glitzernden Modewelt mit Schnittmustern für das Nachschneidern zu publizieren. Das Besondere: Durch einen grafischen Trick gelang es ihr, auf nur zwei Bögen die im Heft vorgestellten Modedesigns vollständig zum Nachschneidern anzubieten. Während die Mode anderer Frauenzeitschriften für die meisten Leserinnen unerschwinglich blieb, konnten Burdas Leserinnen sich ihre Modeträume selbst verwirklichen.

In den folgenden Jahrzehnten wurden Medien zum immer wichtigeren Informationsträger von Wissen. »Do it yourself« geriet zur Bewegung mit vielen Facetten – von Repair-Cafés über Piratensender bis zu Skillsharing-Workshops. Amateure entdeckten Tätigkeiten für sich, die sonst Spezialisten vorbehalten waren. Treiber dieser Entwicklung war die immer perfektere Möglichkeit, Informationen auszutauschen.

Dienten Aenne Burdas Publikum noch die in Millionenauflage gedruckten Schnittmuster im Modemagazin als Vorlage, waren es Ende der 1990er-Jahre das Internet und die immer wichtigere Rolle von Design zur verständlichen Darstellung von Wissen, die die Selbstermächtigung der Kreativwirtschaft zu neuer Blüte trieben.

Internet-Plattformen ermöglichen die Weitergabe von Anleitungen in großem Stil. Vom Kochrezept bis zum 3-D-Design, vom Hausbau bis zum Displaytausch beim Smartphone findet sich kaum mehr eine Tätigkeit, für die es keine Anleitung im Internet gibt. Für die Generationen, die mit modernen Medien aufwachsen, hat sich die Rezeption umgekehrt. Bilder sagen mehr als tausend Worte. Eine gut gemachte Infografik veranschaulicht komplexe Sachverhalte um ein Vielfaches schneller und präziser als ein langer Text. Professionelle Videos vermitteln einem Massenpublikum Wissen, das mit reiner Textur nicht vorstellbar wäre. Heute gilt: Wissen, das nicht optisch und didaktisch gut aufbereitet ist, findet kaum noch ein großes Publikum.

Der Unternehmensberater Alexander Osterwalder hat sich diesen Trend zunutze gemacht und das Konzept der Business-Anleitung auf ein neues Niveau gehoben. In den 1990er-Jahren begannen Manager, Wissenschaftler und Berater zunehmend darüber zu diskutieren, was Geschäftsmodelle sind und wie sie variiert werden können. Es gab viele Listen und Flussdiagramme. Trockene, wissenschaftliche Kost. Bis Osterwalder gemeinsam mit Yves Pigneur 2009 das Buch *Business Model Generation* veröffentlichte. Für die damalige Business-Literatur war das ein Paukenschlag. Gestaltet mehr wie ein Bastelbuch ermöglichten die Autoren ihrem Publikum spielerisch das Experimentieren mit Geschäftsmodellen.

Ähnlich wie Aenne Burda mit ihren Schnittmustern den Frauen den Zugang zu aktueller Mode ermöglichte, boten Osterwalder und seine Mitautoren Millionen von Gründern und Managern die Chance, Geschäftsmodelle auf wissenschaftlicher Grundlage statt auf Intuition aufzubauen. Ihr Schnittmuster hieß Business Model Canvas. Ein grafisch ansprechend gestaltetes Formular im Format A0, um gemeinsam mit anderen in einem Workshop ein Geschäftsmodell zu erarbeiten. Osterwalder reduzierte das Wissen aus zahlreichen wissenschaftlichen Veröffentlichungen auf neun Felder und lud dazu ein, mit einfachen Post-its ein Geschäftsmodellkonzept zu erarbeiten. Einfacher geht es kaum. Für jedes Feld stehen zahlreiche Varianten zur Verfügung. Allein die Preisgestaltung für ein Produkt kennt Dutzende Möglichkeiten. Das Durchspielen aller Variationsmöglichkeiten an der Wand gleicht einem Spiel – und lässt Raum für Kreativität und Innovation.

Nach diesem Prinzip kann komplexes Wissen heute leicht verständlich gemacht werden. Und damit haben wir die zwei Zutaten für den Impfstoff gegen unerwünschte Konsequenzen. Kuratoren, die in der Lage sind, komplexe Vorgänge zu vereinfachen – und eine grafische, moderne Sprache, um Nichtexperten zum Experimentieren einzuladen. Der Trick liegt in der Vereinfachung. Weil es nun so einfach und unkompliziert wirkt, ist es kein großer Aufwand mehr, sich zum ersten Mal mit einer fremden Materie auseinanderzusetzen.

Gute Frameworks impfen gegen Ignoranz

Doch wie hilft das bei komplexen Aufgaben wie dem Einsatz von Künstlicher Intelligenz? Wo wir nicht wissen, welchen Schabernack Nutzer mit einer Anwendung treiben, wie es den Programmierern von Microsofts Chatbot Tay passierte? Wo wir nicht ahnen, dass unsere Daten korrumpiert sind, wie bei den Entwicklern mancher Bewerberauswahlprogramme? Wie können wir die Fehler vermeiden, die Expertenteams bei ihren Anwendungen unterlaufen?

Gerade bei komplexen Technologien wie der Künstlichen Intelligenz bewahren Frameworks und Anleitungen davor, grundsätzliche Fehler zu machen. Das Beispiel KI zeigt sehr anschaulich, wie wichtig es ist, ein gemeinsames Problemverständnis, eine gemeinsame Sprache, gemeinsame Werte und Normen und eine gemeinsame Dokumentation der Arbeit zu entwickeln. Denn an solch einem Projekt arbeiten sehr unterschiedliche Typen von Experten mit. Zum einen Projektmanager, die ein Problem lösen wollen. Dann Datenexperten, die alles über Datenbanken und Statistik wissen. Machine-Learning-Spezialisten bringen Computer wiederum dazu, ihre eigenen Regeln zu erfinden, um eine Aufgabe optimal zu lösen. Schließlich mischen noch Manager mit, um zwischen Nutzen und Kosten abzuwägen.

Für alle diese Arbeitsschritte von der Problemdefinition über die Datenrecherche und das Erarbeiten eines Lernkonzepts für eine KI-Anwendung bis zur geschäftlichen Entscheidung für oder gegen KI gibt es bereits einschlägige Erfahrungen. Dieses Wissen haben Alessandro Brandolisio, Karel Golta und ich in den vergangenen zwei Jahren zusammengetragen, analysiert und in ein Template-System übertragen: den AI Planner. Er hilft all jenen, die sich mit Künstlicher Intelligenz auseinandersetzen wollen, den Einstieg zu finden und ein erstes Konzept zu entwickeln – auch ohne Expertenhilfe. Die Gefahr, Bewerber durch eine KI-Anwendung zu diskriminieren, lässt sich mit einer solchen Vorbereitung erheblich reduzieren.

Spielen wir das einmal durch. Vordergründig ist es aus Sicht eines Managers in einem Konzern ein erheblicher Nutzen, wenn eine KI eingehende Bewerbungen automatisch sichtet und bewertet. Eine KI kann Tausende von Lebensläufen pro Tag verarbeiten. Die Hoffnung liegt darin, dass sie schneller ist als jede Personalabteilung und vor allem nach den immer gleichen Kriterien ihre Auswahl trifft. Menschliche Vorurteile könnten damit vermieden werden. Die KI würde dazu beitragen, eine gerechtere Auswahl zu treffen.

Der Mehrwert liegt in höherer Qualität und Tempo. Die Aufgabe könnte daher relativ schnell und klar definiert sein: Wir wollen eine KI-

Anwendung entwickeln, die Lebensläufe auswertet und nur diejenigen in die engere Wahl nimmt, die dem Stellenprofil entsprechen. Das Ziel ist, Zeit zu sparen und keine vielversprechende Bewerbung zu verpassen.

Im nächsten Schritt wird es darum gehen, die Datenquellen zu definieren, aus denen sich die KI-Anwendung ein Urteil bilden soll. Dieser Schritt ist schwieriger. Lebensläufe, das ist klar. Aber sollen auch soziale Medien ausgewertet werden? Wie aussagekräftig ist LinkedIn? Werden Menschen benachteiligt, die kein Talent für Selbstvermarktung haben, aber dafür fachlich eine Spitzenposition innehaben? Dürfen wir die Daten überhaupt auslesen? Das Framework liefert für diese Fragen der Datenrecherche und -analyse die nötige Orientierung. In Form einer grafischen Schritt-für-Schritt-Anleitung verweist es auf ethische Fragen, berücksichtigt rechtliche Aspekte oder warnt vor technischen Tücken.

In unserem Beispiel entscheidet das Management, dass der Einfachheit halber im ersten Schritt nur Lebensläufe analysiert werden sollen. Diese Daten stehen im eigenen Haus zur Verfügung, es existiert ein großer Fundus aus Zehntausenden von Bewerbungen für unterschiedliche Berufsgruppen. Zur Datenanalyse gehört auch, die Grundlage dafür zu schaffen, dass ein KI-Modell das Richtige lernt. Damit eine KI gute Bewerber identifizieren kann, braucht sie zwei Dinge. Die Lebensläufe und die Information, ob sie zu Bewerbern gehören, die eingestellt oder abgelehnt wurden.

Erst auf dieser Basis kann das Programm lernen. Es identifiziert zum Beispiel bestimmte Muster je Berufsgruppe für eine erfolgreiche Anstellung. Das kann eine Kombination aus Praktika plus eine bestimmte Menge an Berufserfahrung kombiniert mit sozialem Engagement in einem ganz bestimmten Bereich sein. Das Problem: Werden die Daten nicht repräsentativ ausgewählt, verstärkt das Programm nur die Vorurteile derjenigen, die die Bewerber bisher ausgewählt haben. Ein Framework mit Checklisten hilft, diese notwendigen Vorarbeiten und Rahmenbedingungen nicht zu vergessen.

Das Trainieren einer KI benötigt neben der Sorgfalt bei der Auswahl von Daten jedoch noch mehr Weitsicht: Es müssen die Konsequenzen falscher Entscheidungen analysiert werden. Eine KI kann zum Beispiel Krebs diagnostizieren, wo keiner ist, oder Krebs übersehen. Was ist schlimmer? Das Ergebnis dieser Folgenabschätzung beeinflusst, wie eine KI trainiert werden soll.

Im AI Planner definieren wir auf der Basis dieser Schätzung genauer, welchen Schwerpunkt die Machine-Learning-Experten beim Training wählen sollen. Das Framework gibt in diesem Fall alle nötigen Aspekte vor, sodass eine Projektleitung sich vergewissern kann, auf welcher Grundlage entschieden werden soll.

Wir können auch an dieser Stelle falschen Justierungen einer KI-Anwendung vorbeugen, indem wir die Erfahrungen von Tausenden von KI-Experten nutzen. Wir wissen zum Beispiel, dass KI-Anwendungen ähnlich wie Menschen nicht perfekt sind. Ihre Ergebnisse sind Wahrscheinlichkeiten. Das heißt, die Resultate sind am Anfang eines Trainingsprozesses noch ungenau und erreichen nur ein bestimmtes Niveau. Stellen wir uns vor, wir wollen bei der Fertigung von Brillengläsern diejenigen aussortieren, die Kratzer haben. Da kann es passieren, dass die Analyseergebnisse nicht nur Brillen mit Kratzern zeigen, sondern auch welche, die nur das Tageslicht reflektieren, weil das zufällig ähnlich wirkt.

Mithilfe des Frameworks können wir jedoch entscheiden, ob wir dem Lernmodell beibringen, wie ein Spezialist oder wie ein Generalist zu arbeiten. Wir wählen die Eigenschaft des Spezialisten, um etwas sehr konkret bestimmen zu können. Ein solches KI-Modell könnte mit 98-prozentiger Wahrscheinlichkeit am Husten eines Menschen erkennen, ob eine COVID-19-Erkrankung besteht. Ein Keuchhusten würde aber nicht angezeigt. Ein Spezialist beherrscht also jedes kleine Merkmal exakt, hat dafür aber einen gewissen Tunnelblick. Unsere Bewerber-KI könnte als Spezialist zum Beispiel darauf getrimmt werden, ausschließlich hervorragende Maschinenbauingenieure zu finden. Das würde sie dann mit großer Genauigkeit erledigen.

Wenn wir dagegen ein großes Aufgabenspektrum haben, entscheiden wir uns eher für die Eigenschaft des Generalisten, wenn das KI-

Modell also sowohl COVID-19 als auch Keuchhusten oder eine ganz normale Erkältung erkennen soll. Der Trainingsaufwand ist hier höher als beim Spezialisten. Möglicherweise wird aber auch die eine oder andere Erkrankung falsch diagnostiziert. Je breiter die KI aufgestellt ist, desto mehr Daten benötigt sie, um die einzelnen Aufgaben auseinanderzuhalten.

Da die Genauigkeit der Ergebnisse hier leidet, würde man den Generalistenansatz eher wählen, um viele unterschiedliche Berufsgruppen für ein Unternehmen zu bewerten, aber nicht, um potenziell tödliche, ansteckende Hustenarten bei Menschen zu diagnostizieren.

Da wir nun wissen, dass die eine oder andere Bewerbung nicht hundertprozentig bestimmt werden wird, kann im Unternehmen der Umgang mit einem solchen Werkzeug entsprechend eingeordnet werden. Etwa, dass grundsätzlich Menschen im Entscheidungsprozess eine Rolle spielen oder andere Kontrollmechanismen eingeführt werden.

Auch bei komplexen Projekten kann also die Zahl der Fehler bei der Konzeption durch gute Anleitungen und Frameworks erheblich reduziert werden. Wunder darf man sich keine erhoffen. Wie überall gilt: Die Tücke liegt im Detail. Templates geben Orientierung – und sie helfen, wesentliche Aspekte nicht zu vergessen. Doch dann erst beginnt die Arbeit, denn ein Template liefert in der Regel nicht mehr als ein Konzept. Danach braucht es die Expertise, die Zusammenarbeit mit Spezialisten, um das Konzept zum Leben zu erwecken. Die meisten Spezialisten werden es schätzen, wenn ihnen gezeigt wird, dass die unterschiedlichen Facetten der Aufgabe richtig eingeordnet und die wesentlichen Parameter bereits durchdacht sind. Die Experten wiederum werden durch ein Framework vor der ganz normalen Betriebsblindheit geschützt. Wichtig ist nur, dass Frameworks gepflegt und aktualisiert werden, sobald es neue Erkenntnisse gibt. Denn wer will schon eine Impfung, die nicht mehr wirkt.

Literaturhinweis

Alessandro Brandolisio, Michael Leitl, Karel Golta: *The AI Toolbook. Mit Künstlicher Intelligenz die Zukunft sichern.* Hamburg 2021.

IMMUN GEGEN JEDE AHNUNG
KURT KISTER

Ich habe kaum Ahnung, wogegen ich immun bin, weil ich dazu wissen müsste, was mich alles angreifen kann. Bis vor kurzer Zeit hielt ich zum Beispiel Fledermäuse, obwohl ich vor Jahrzehnten Bram Stoker gelesen habe, für ungefährlich. Außerdem weiß ich auch nicht, ob die Abwesenheit einer bestimmten Krankheit, einer politischen Infektion oder einer ästhetischen Verirrung, sei es eine musikalische, darauf zurückzuführen ist, dass ich dagegen immun bin oder dass es halt einfach bisher nicht passiert ist.

Immunität gegen Bekanntes lässt sich am einfachsten medizinisch herstellen. Politisch ist das eine andere Sache. Expansiver Nationalismus zum Beispiel ist sehr bekannt; betrachtet man große Mächte, egal ob im Westen oder Osten, gibt es dagegen keine Immunität. Nun bin ich zwar keine große Macht, aber ob ich wirklich, in jedem Fall und unter allen Umständen, Antikörper entwickeln würde gegen blödes Daherreden, opportunistische Unterwerfung und ein bequemes Lasst-mich-doch-in-Ruhe-Gefühl, weiß ich nicht. Während ich das schreibe, denke ich mir: Weiß ich schon. Ich würde es nicht tun.

Keine Ahnung, wogegen ich immun bin. Allerdings wäre es schön zu wissen, dass ich wenigstens nach den Impfungen, so mir diese verabreicht werden, gegen Corona immun bin. Im Gegenzug wäre ich auch bereit, Karl Lauterbach oder Christian Lindner nicht mehr als Antikörper wahrzunehmen.

Heike Littger
Lagerfeuer
Mitten durch die Prärie von Impftrends

München im März. Peter Aicher verliert kein schlechtes Wort. Ist nicht sein Ding. Mit dem Finger auf andere zeigen. Entwicklungen werden falsch eingeschätzt, Fehler gemacht, das ist normal. Vor allem, wenn wir Neuland betreten. Man kann Aichers Nachsicht durchaus bewundern. Seit Dezember betreibt er mit seiner Aicher Ambulanz Union das bislang einzige Impfzentrum der Stadt auf dem Riemer Messegelände. Weil die Stadtplaner überzeugt waren, dass die diesjährige Schmuckmesse Inhorgenta im Februar stattfinden würde, gab es für ihn und sein Team erst mal nur eine kleine Halle, am weitesten von der U-Bahn-Station entfernt und mit Check-in gleich hinter der Eingangstür.»Klar, da kam es zu Staus, viele Menschen mussten mitunter Stunden in der Kälte stehen.« Auch weil viele Senior*innen, aus Angst, ihren Termin zu verpassen, viel zu früh anreisten. Und die Prozedur mit allen Papieren und Vorgaben nicht in ein paar Minuten zu erledigen ist. Drei Minuten dauert die Impfung an sich, so Aicher. Doch bis ein Impfling von der Registrierung bis zur Nachbetreuung das Zentrum wieder verlassen kann, vergehen 45 Minuten.

Inzwischen läuft es besser. Für den Check-in gibt es eine eigene Halle und zu den anfangs 20 Impfkabinen sind 120 hinzugekommen.»Wenn die Impfstoffe wie geplant geliefert und auch wirklich verimpft werden dürfen«, so Aicher,»kommen wir auf 7000 Dosen pro Tag.« Hinzu kommen noch 18 Impfkabinen für Lehrer*innen und Erzieher*innen im Isarklinikum, von denen Aicher die Stadt überzeugen konnte. Wer den 62-Jährigen einen Tag lang begleitet, braucht nicht zu fragen, wie er das geschafft hat. Sich vor Ort selbst einen Eindruck verschaffen.

Zuhören. Nachfragen. Nachhaken. Fehler benennen. Nach Lösungen su-chen. Nachbessern. Nicht entmutigen lassen. Dranbleiben. Und sich auch immer wieder Zeit nehmen für die Belange seiner Mitmenschen, selbst wenn die Zeit drängt. »Gerade unsere Senioren haben nach Monaten der Isolation Redebedarf«, so Aicher. Es geht um Ängste. Was man im Leben alles geleistet hat. Und den Wunsch, noch immer dazuzugehören.

Keine zehn Kilometer vom Impfzentrum entfernt, steht Max Wagner auf der Münchner Ludwigsbrücke und blickt hoch zum Kulturzentrum Gasteig. Auf dem Flachdach des roten Klinkerbaus steht seit paar Monaten ein Shelter aus Holz und Glas. Sechs Meter lang, zwei Meter hoch, 1,6 Meter breit. Mit einem Kran wurde das Teil mitsamt Unterbau in 40 Meter Höhe gehievt. Nachts. Mit Straßensperrung und Polizeieinsatz. »Ein ziemlicher Aufwand«, sagt Wagner, »aber das ist es allemal wert.«

Als Wagner 2017 die Leitung des Gasteigs übernahm, führte ihn eine Kollegin durchs Haus. Dabei entdeckte er durch Zufall das Dach über der Philharmonie. Ungenutzt und nur mit einer Leiter zu erreichen. Der Blick von dort oben hat ihm »den Atem verschlagen«. Fast einmal rundherum. Im Norden die Allianz-Arena, im Süden die Alpen und vor einem die Altstadt mit der Isar, die sich mit ihren Wiesen und Bäumen am Ufer wie ein breites Band durch die gesamte Stadt zieht.

Wagner baute eine provisorische Treppe, um den Stadtrat davon zu überzeugen, dass dieser »besondere Ort« berücksichtigt werden muss bei der geplanten Generalsanierung (mit Erfolg, 2026 soll hier ein Café mit Aussichtspunkt eröffnen). Zudem setzte er sich mit Joanne Leighton in Verbindung, um ihr Türmer-Projekt (Les Veilleurs) nach München zu holen. Schon seit mehreren Jahren zieht die Choreografin durch die Welt und lässt Bürger*innen ein Jahr lang jeweils eine Stunde bei Sonnenaufgang und eine Stunde bei Sonnenuntergang von einem höher gelegenen Punkt über ihre Stadt wachen. »Holding a presence«, sagt Leighton dazu, »eine Ode an die Wachsamkeit und ein Akt der Resilienz«. Für Wagner passte das schon damals perfekt, jetzt noch mehr.

Die Resonanz ist tatsächlich groß. Kaum ging die Seite mit den Terminen online, waren die Plätze für die ersten Monate vergeben. Auch die Warteliste ist voll, sollte jemand verhindert sein. Ziel ist eine »Kette, die nicht abreißt«, so Wagner, »aus 730 Menschen, die sich sonst vermutlich nie begegnet wären«. Hinzu kommen all die freiwilligen Begleiter*innen, die die Türmer*innen zum Shelter bringen. Sie nehmen Handy und Uhr entgegen, kommen nach einer Stunde wieder, haben vielleicht eine Thermoskanne Tee dabei und begleiten die Türmer*innen in einen Raum, in dem sie ihre Gedanken in ein Buch schreiben können. Ab und an schalten sich die Teilnehmer*innen online zusammen, tauschen sich aus, erzählen von ihrer Stunde. Jeder erlebt sie anders – und doch gibt es Übereinstimmungen.

Unweigerlich tritt man in Dialog mit der Stadt. Fühlt sich als Teil von ihr. Fragen kommen und gehen: Wie schaffen wir es durch diese Zeit? Wie wird sie uns verändern? Sind wir füreinander da? Was ist wichtig? Wie wollen wir in Zukunft leben? Das Gewusel fällt vielen auf, der Stress, der Verkehr. Aber auch, wie unglaublich schön diese Stadt ist, die einem da zu Füßen liegt. Ein besonderer Moment: Wenn Passant*innen stehen bleiben, hochschauen, winken. Zufallsbegegnungen für Sekunden. Du siehst mich, ich sehe dich.

Wagner selbst hat auch schon getürmt. Aber nicht vom Shelter, sondern von seinem Bürofenster aus. Als das Projekt nach zwei Jahren Vorbereitung am 12. Dezember 2020 endlich an den Start ging, schlitterte Deutschland in den zweiten Lockdown, und die Menschen durften für Kunst und Kultur nicht mehr das Haus verlassen. Auch nicht, um über den Dächern einer Stadt alleine in einer Holzbox zu stehen. Absagen kam für Wagner nicht infrage. Eine Gesellschaft lebt nicht allein von Nudeln, Klopapier und Desinfektionsmitteln. »Es müssen schon immer auch die Herzen berührt werden, indem wir uns – so vielfältig wir auch sind – als Einheit erleben.« Die Türmer*innen, die sich für die ersten Wochen eingetragen hatten, sahen das genauso und suchten sich kurzerhand einen eigenen Aussichtspunkt. »Heute gehört der nicht ganz so perfekte Start zum Projekt dazu«, so Wagner.

Genauso wie die Erkenntnis: *Zeichen des Miteinanders lassen sich nicht in ein diffuses Später verschieben. Und man muss nicht unbedingt den höchsten Punkt der Stadt erklimmen, um seinen Blick fürs Wesentliche zu schärfen.*

Elbmarsch. Wenn Claudine Nierth nicht in Berlin unterwegs ist, um Abgeordnete zu treffen, findet man sie südöstlich von Hamburg. Mit dem Bild einer Kette aus vielen Gliedern kann sie viel anfangen. Vor knapp 38 Jahren reihte sich die Geschäftsführerin der Nichtregierungsorganisation Mehr Demokratie! in die 108 Kilometer lange Menschenkette zwischen Ulm und Stuttgart ein, um gegen die Stationierung US-amerikanischer Atomraketen in der Schwäbischen Alb zu demonstrieren. Dieses Erleben, Teil eines Ganzen zu sein, »dass es auch auf mich ankommt, weil eine Lücke entsteht, wenn ich nicht bin«, hat sie bis heute politisiert. Und lässt sie dafür kämpfen, Bürger*innen stärker in den politischen Prozess einzubeziehen. Durch Wahlen, Abstimmungen und Beteiligungsverfahren. Inzwischen hat die Politaktivistin fünf Volksentscheide mitinitiiert und die ersten zwei bundesweiten Bürgerräte.

Das Coronajahr unterteilt Nierth in zwei Phasen. Zuerst war da diese Sprachlosigkeit, mit der Politiker*innen gezeigt haben: Wir wissen auch nicht, was das ist. Können nicht einmal sagen, ob die Entscheidung, die wir heute fällen, morgen noch Bestand hat. »Gemeinsam irrte man sich voran«, so Nierth, »und das fand ich nicht nur unglaublich sympathisch. Diese Unsicherheit gab mir auch Sicherheit, weil ich wusste: Da macht mir jetzt keiner etwas vor, wir ziehen alle gemeinsam an einem Strang.« Mit der zweiten Welle zog der gewohnte Politikbetrieb wieder ein. Mit Standardfloskeln. Besserwisserei. Macht an sich ziehen, Verantwortung von sich schieben. Und Distanz zu den Menschen, die die teils intransparenten Entscheidungen ausbaden müssen.

Die Konsequenz: Menschen verlieren zunehmend Interesse und Vertrauen, stellen auf Durchzug oder verschwinden »je nach Angstmuster«, so Nierth, in Blasen mit ganz eigenen Sichtweisen und Forderungen.

Angst, sich zu infizieren und zu sterben – harter Lockdown, sofort!
Angst, andere zu infizieren – besonders verletzliche Gruppen besser schützen! Angst, die eigene Existenz zu verlieren – alles wieder öffnen, sofort! Angst vor einem übermächtigen Staat – auf die Straße gehen, dagegenhalten!

Nierth bekommt jeden Tag Mails und Anrufe von Bürger*innen, die mal so oder so argumentieren und kaum in der Lage sind, andere Standpunkte einzunehmen oder gelten zu lassen. »Das ist natürlich für eine Gesellschaft, die sowieso ständig konfrontiert ist mit Spaltung – gut/böse, Mann/Frau, alt/jung, farbig/nicht farbig, Stadt/Land, rechts/links –, ideal, um sie noch mehr zu destabilisieren. Durch unseren halb garen Versuch, Leben extrem zu schützen, haben wir Menschen im wahrsten Sinne des Wortes an ihre äußersten Grenzen gebracht.«

Dass Augsburg, Baden-Württemberg und Thüringen inzwischen Coronaräte einberufen haben (mit ausgelosten Bürger*innen), ist für Nierth ein Anfang. Letztlich bräuchte es eine große, bundesweite Version davon – und darüber hinaus so viele Räume zur politischen Teilhabe wie möglich. Nicht nur um »Politik mit Alltagswissen anzureichern«. Sondern auch, um Demokratie wieder erlebbar zu machen. »Ein Mensch, der gefragt wird, ob er sich beteiligen möchte, wendet sich meiner Erfahrung nach nicht ab«, so Nierth, »sondern ist in aller Regel bereit, sich auszutauschen.« Ein guter Startpunkt, um zu spüren: Ich muss mich nicht der Position eines anderen Menschen anschließen, ich muss auch nicht lautstark dagegen argumentieren oder ihn von meiner Meinung mit aller Kraft überzeugen. Stattdessen kann ich wahrnehmen, anerkennen und tatsächlich auch aushalten, dass in einer offenen, pluralen Gesellschaft Dinge komplett anders betrachtet und bewertet werden können – um dann gemeinsam Lösungen zu erarbeiten, die für alle tragbar sind.

Reibung, Austausch und konstruktiver Streit stärken die Abwehrkräfte einer Gesellschaft, genauso wie die Erfahrung, dass es unterm Strich mehr Gemeinsamkeiten gibt als Trennendes.

Diesbezüglich sind wir aus der Übung gekommen. »Während wir vor zehn, 20 Jahren in der Familie, im Freundeskreis, abends in der Kneipe noch leidenschaftlich diskutiert haben«, so Nierth, »ist das heute keine Selbstverständlichkeit mehr. Wir mögen Ausgrenzung nicht, und doch grenzen wir ständig aus. Oder wie viele Freunde sind in Ihrem Kreis, die eine andere Meinung haben – und sich auch noch trauen, diese offen zu äußern?« Corona hat die Risse noch sichtbarer gemacht, die nicht irgendwo an den Rändern, sondern kreuz und quer durch unsere Gesellschaft verlaufen (selbst die friedliebende Yogaszene bricht im Moment auseinander, Yogaschulen trennen sich von Yogalehrer*innen, weil sie gegen Masken, Impfen und die Obrigkeit fabulieren). Sie zu kitten ist die Basis dafür, auch die Krisen nach der Krise zu bewältigen. »Bei denen wir voraussichtlich Leben in einem noch umfassenderen Ausmaß retten müssen als jetzt – Pflanzen, Tiere und Menschen. Eigentlich *das* politische Leitbild für die nächsten Jahrzehnte und über alle sichtbaren und unsichtbaren Grenzen hinweg.«

Frankfurt. Nava Zarabian surft durchs Netz, schaut sich Accounts auf Instagram, Twitter und TikTok an. Als Referentin bei der Bildungsstätte Anne Frank gehört es zu ihrem Job, sich regelmäßig einen Überblick zu verschaffen: Wie finden Betroffene von Rassismus, Sexismus und anderen Diskriminierungen über soziale Netzwerke Gehör? Und wie sehr werden sie von rechten Trollen niedergebrüllt? »Verleumdungen, Morddrohungen, Selbstmordaufrufe gehören zur Tagesordnung«, so Zarabian. Auch deswegen, weil viele Menschen das Internet als etwas ansehen, das nichts mit der realen Welt zu tun hat. Ist nur online. Und zugleich die Verantwortung für Ausgrenzung weit von sich schieben: Ich rassistisch – niemals! »Es fehlt an Wissen und Bewusstsein – immer noch. Und dadurch auch die Bereitschaft, die ganze Dimension zu erfassen und sich auf einen wirklichen Dialog einzulassen.«

Zarabian erzählt von der WDR-Sendung »Die letzte Instanz«, die Ende Januar über den Bildschirm flimmerte. Eigentlich ein harmloses Talkformat zu später Stunde – doch an diesem Abend stimmten fünf weiße, gut gelaunte Showveteran*innen darüber ab, ob es übertrieben ist, dass Knorr seine »Zigeunersauce« in »Scharfe Paprikasauce, ungarische Art« umbenennt. Das Votum: fünfmal Ja. Weil man beim Z-Wort an nichts Böses denkt und sowieso niemanden kennt, der sich dadurch ernsthaft ausgegrenzt fühlt. Das ist »extrem frustrierend«, sagt Zarabian, »und zeigt, wie sehr wir uns seit Jahrzehnten im Kreis drehen. Selbst nach dem Mord an Walter Lübcke und dem Attentat in Hanau müssen wir über Basics sprechen.« Zumal zwei Tage vor Ausstrahlung der Sendung anlässlich des Internationalen Holocaust-Gedenktags auch der 500 000 ermordeten Sinti*zze und Rom*nja gedacht wurde – ihnen wurde der Buchstabe Z von den Nazis zusammen mit der Häftlingsnummer in die Haut geritzt. Inzwischen erfolgen nach solchen medialen Auftritten Entschuldigungen, Sender wollen lernen und es besser machen. Um dann im Falle vom WDR nur wenige Tage später einen Zusammenschnitt aus 50 Jahren Karneval zu senden. Mit dabei: die Berliner Entertainerin Désirée Nick als Nofretete zwischen zwei Männern mit viel schwarzer Schminke im Gesicht.

Doch Zarabian ist zuversichtlich. »Die Wut ist groß – und Wut gibt Menschen, wenn sie sie bewusst und gut dosiert einsetzen, die nötige Kraft, um Veränderungen voranzutreiben. Die eigenen Belange ernst zu nehmen. Hartnäckig zu bleiben. Und immer wieder selbstbewusst Nein! zu sagen.« Das wollen wir nicht mehr. So nutzen neben Initiativen und Organisationen auch zunehmend Musiker*innen, Künstler*innen und Influencer*innen ihre Popularität und Reichweite in den sozialen Netzwerken, um die Follower*innen zu stärken und Aufklärungsarbeit zu leisten: Wo fangen Rassismus und Diskriminierung an? Warum spielt Sprache eine so wichtige Rolle? Wie kannst du dich vor Hatern schützen und seriöse Nachrichten von Fake News unterscheiden? »Räume werden im Netz besetzt und mit viel Zivilcourage zurückerobert«, so Zarabian, »das ist auch nötig, und jeder Einzelne ist gefragt, hier Stellung zu beziehen – auch weil das Internet nach wie vor unter den Extremist*innen das Propaganda- und Rekrutierungstool Nummer eins ist. Wir müssen präsenter und schneller sein.«

Manche Prominente gehen einen Schritt weiter und organisieren ihre eigene Sendung, wie Enissa Amani. Nach der Sendung »Die letzte Instanz« forderte die bekannte Comedienne mehrere Fernsehsender auf, mit Gästen, die von Rassismus selbst betroffen sind und Ahnung haben, eine Diskussionsrunde zu veranstalten. Stattdessen kamen Angebote für ein kurzes Interview mit den immer selben Fragen. Also mietete Amani kurzerhand eine Halle, beauftragte ein Kamerateam, lud fünf Gäste ein und streamte die Sendung live via YouTube. Die Botschaft: Wir sind nicht mehr auf die Öffentlich-Rechtlichen angewiesen. Wir machen das jetzt selbst. Der Trailer zur Sendung mit dem Titel »Die beste Instanz« wurde eineinhalb Millionen Mal geteilt, das 90-minütige Video erzielte auf YouTube knapp 570 000 Aufrufe. In den Kommentaren ist immer wieder zu lesen: Bitte mehr davon. Endlich habe ich verstanden, dass es nicht nur um Begriffe geht. Danke für diesen Perspektivwechsel.

Neben Schriftsteller Max Czollek, Rom*nja-Aktivist Gianni Jovanovic, Kommunikationssoziologin Natasha A. Kelly und Journalist Mohamed Amjahid war auch Nava Zarabian Anfang Februar mit von der Partie. Noch immer ist sie überwältigt von so viel Resonanz und Zuspruch. »Doch es brauche schon auch ein klares Signal vonseiten der Politik.«

Die eigene Bevölkerung gegen Rassismus zu immunisieren, kann nicht delegiert werden. Es braucht den politischen Willen, dagegen vorzugehen, eine klare, langfristige Strategie. Weil es auch hier um Leben geht und Existenz.

»Hanau hat erst wieder gezeigt: Bürger*innen befinden sich in einer Gefahrenlage. Meine Eltern kann es treffen, meine Freund*innen kann es treffen, mich«, sagt Zarabian und erzählt, wie sie zum Gedenken durch die Stadt in Hessen gelaufen ist. In ihren Händen ein Schild mit dem Namen eines der Opfer: Said Nesar Hashemi. In Hanau geboren, aufgewachsen, zur Schule gegangen, bei Dunlop gelernt und gearbeitet, genauso wie sein Vater. Am Nachmittag des Attentats hat sich der damals 21-Jährige noch die Postleitzahl von Hanau-Kesselstadt auf den Arm tätowieren lassen, dem Stadtteil, in dem auch der Attentäter lebte. Tödlich viel Distanz zwischen zwei Deutschen auf gerade mal 3,36 Quadratkilometern.

Chemnitz. Torsten Kleditzsch, Chefredakteur der *Neuen Presse*, muss nur aus seinem Bürofenster blicken. Dann weiß er wieder, wie es sich anfühlt, wenn eine Stadtgesellschaft auseinanderzubrechen droht. Vor ihm liegt der Platz, an dem Daniel H. am 26. August 2018 wohl von einem Geflüchteten aus Syrien erstochen wurde.»Die Stimmung in den Tagen und Wochen danach war extrem aufgeheizt«, so Kleditzsch. Es gab Protestmärsche mit Tausenden von Teilnehmenden, zu denen vor allem die rechtsgerichtete Bürgerbewegung Pro Chemnitz aufgerufen hatte, mit Angriffen auf Journalist*innen, Gegendemonstrant*innen und vor allem (vermeintliche) Migrant*innen. Der Streit um die Frage, ob es gar zu Hetzjagden kam, wurde auf Bundesebene zur Zerreißprobe für die Große Koalition und führte dazu, dass der damalige Chef des Bundesamtes für Verfassungsschutz, Hans-Georg Maaßen, seinen Posten räumen musste.

Kleditzsch entschied sich damals zusammen mit den Mitarbeiter*innen:»Wir dürfen jetzt nicht mehr nur den sachlichen Berichterstatter geben, wir müssen unseren Beobachterposten verlassen und so vielen Bürgern wie möglich ein Gesprächsangebot machen.« Nicht nur, um darüber zu diskutieren, was geschehen ist, sondern auch, wie man in Zukunft hier friedlich miteinander leben will. Das große Bürgerforum mit Bundeskanzlerin Angela Merkel drei Monate nach der Tat hat Kleditzsch initiiert, genauso wie die Gesprächsreihe»Chemnitz diskutiert«. Das Motto: Der andere könnte recht haben. Wir hören uns gegenseitig erst einmal zu.»Das hat gut geklappt«, so Kleditzsch,»keine Diskussion ist aus dem Ruder gelaufen, es blieb immer anständig, wobei kleinere Gruppen bis zu 25 besser geeignet sind, ansonsten entwickeln sich doch zu starke Dynamiken.«

Zu den Diskussionsrunden kamen sowohl Menschen, die sich selbst angemeldet hatten (zwei Drittel), als auch Menschen, die von der Redaktion gezielt angefragt wurden (ein Drittel). »So wollten wir sicherstellen, dass alle Positionen wirklich vertreten sind, bis hin zu ausgesprochenen Kritikern der Flüchtlingspolitik«, so Kleditzsch, »auch um den Zweifel nicht weiter zu nähren, wir würden immer nur dieselben zu Wort kommen lassen oder gar Aussagen unterschlagen.« Die Auswahl wurde stets in der Zeitung dokumentiert und veröffentlicht, genauso wie die Gespräche. Ebenfalls wichtig aus Kleditzschs Sicht: Auf der Agenda standen nicht allgemeine Debatten über Zuwanderung, Flüchtlingspolitik, Integration. Die Themen wurden stattdessen runtergebrochen auf Chemnitz: Wie geht es Geflüchteten hier bei uns? Welche Angebote gibt es für sie, welche fehlen? 42 Prozent der Menschen fühlen sich unsicher, gerade nachts – was können wir dagegen tun? Ziel war »kein appellativer Aufruf«, so Kleditzsch, auch kein Beschwichtigen oder mit Statistiken dagegenhalten, »das bringt auch nichts, wenn Gefühle im Spiel sind«.

Was es braucht, sind konkrete Vorschläge, die in der Kompetenz einer Stadt oder eines Stadtteils liegen und dann tatsächlich auch umgesetzt werden können. Vielleicht nicht für alle nachvollziehbar, aber doch von allen gebilligt.

Ob die Aktionen beigetragen haben, die Gemüter zu beruhigen, lässt sich nicht belegen. »Doch die Erregung ebbte danach ab«, so Kleditzsch, »und die Art und Weise, wie wir bis heute berichten, so sachlich, so wahrheitsgetreu wie möglich, indem wir schreiben, was wir wissen, und schreiben, was wir nicht wissen, haben das Vertrauen in die Zeitung gestärkt und intern dazu geführt, dass sich die Redaktion noch einmal selbst ihrer Arbeit vergewissert hat. Selbst Menschen, die die Welt ganz anders sehen als wir und unseren Kommentaren wahrscheinlich in aller Regel widersprechen, konnten wir so im Gespräch halten.« Eine Basis, die nicht bröckeln darf – und dennoch bröckelt. Die Zahl der Menschen, die nicht mehr zu erreichen ist, nimmt laut Kleditzsch nicht nur in Sachsen zu. Der Wettkampf um Aufmerksamkeit, Glaubwürdigkeit und Relevanz tobt bundesweit.

Erlangen. Sabine Pfeiffer sitzt genauso wie viele ihrer Kolleg*innen seit Monaten vor allem im Homeoffice. Für die Arbeitssoziologin einerseits eine tolle Sache, »ich komme mehr zum Schreiben, da die vielen Reisen wegfallen, und ich haben auch noch mehr Zeit für Privates«. Andererseits ist für sie eine Universität, ein Unternehmen, eine Organisation immer mehr als nur eine rein funktionelle Arbeitsstätte. Betriebe sind soziale Ort, die man nicht erst erschaffen muss, sie existieren längst und werden in ihrer Bedeutung doch unterschätzt. »Menschen zu begegnen und wahrzunehmen, auf die man sonst in seinem privaten Alltag nicht (mehr) trifft, macht einen großen Unterschied für das Erleben von Gesellschaft und gesellschaftlichem Zusammenhalt.« Insofern steht Pfeiffer der Diskussion »mehr Home, weniger Office«, die auch hierzulande mit Verve geführt wird, ambivalent gegenüber.

Natürlich: Auch über Zoom, Teams oder Skype kann man die essenzielle Erfahrung machen, dass man selbst mit Menschen konstruktiv zusammenarbeiten kann, die nicht auf der eigenen Wellenlänge liegen oder politisch eine komplett andere Meinung vertreten. »Man rauft sich zusammen, weil es die Sache erfordert und man an einem guten Ergebnis interessiert ist«, so Pfeiffer. Doch durch die enge Taktung der Online-Konferenzen, schließlich fallen ja Raumwechsel weg, entwickeln sich jenseits des Arbeitsprozesses kaum noch Gespräche, bei denen man sich näherkommt und nachfragen kann: Wie kommst du zu deinem Urteil? Was zudem komplett wegfällt – vermutlich noch gravierender –, ist das Erleben des Unternehmens als Ganzes: Wer geht da morgens und abends durch die Drehtür und leistet genauso wie man selbst einen relevanten Beitrag?

Durch die aktuelle Krise ist uns zwar wieder bewusster geworden, dass nicht immer nur der eigene Job wichtig ist. Doch dieses Aha-Erlebnis muss sich erst einmal gegen eine ganz andere Erzählung behaupten, um einen nachhaltigen Effekt zu erzielen. Pfeiffer hat schon vor Jahren darauf hingewiesen, wie »einseitig« unsere Diskussion über Digitalisierung, technologischen Wandel und Wissensarbeit verläuft und dazu beiträgt, »selbst Tätigkeiten, die für unsere volkswirtschaftliche

Wertschöpfung nach wie vor extrem wichtig sind«, abzuwerten oder zu marginalisieren. Als Beispiel nennt Pfeiffer »den Produktionsarbeiter in den Automobilhallen unseres Landes, der uns im Diskurs gerne als jemand verkauft wird, der sehr simple, sehr monotone, sehr langweilige und sehr anspruchslose Arbeit verrichtet – und dann oft auch noch Fehler begeht.« Wie sehr sich diese Zerrbilder bereits eingebrannt haben, erlebt Pfeiffer derzeit in Gesprächen, in denen ihr Journalist*innen und Wissenschaftler*innen mitunter die Frage stellen: »Wie geht es den unter Corona schlecht bezahlten, beruflich eher abgehängten Menschen wie beispielsweise Handwerkern bei Volkswagen?« Hier stecken drei Fehler drin, so Pfeiffer: »Menschen bei VW haben keinen handwerklichen, sondern einen industriellen Beruf. Sie verdienen dank erfolgreicher Tarifauseinandersetzungen und lebendiger Mitbestimmung im Unternehmen teils mehr als so mancher Journalist. Und sie sind damit alles andere als abgehängt, sie gehören eindeutig zur Mittelschicht und setzen nebenbei die Transformation zur Elektromobilität um.« Die Frage offenbart, wie weit wir uns voneinander entfernt haben, »wir betrachten bereits Menschen mit beruflichem Abschluss als Problemfall«.

Pfeiffer möchte den Betrieb nicht »glorifizieren«, und sie spricht sich auch nicht gegen Homeoffice aus, »zu viele Jahre wurde um diese Möglichkeit gerungen – und Corona hat dazu beigetragen, viele Vorbehalte endlich abzubauen«. Menschen sind digital affiner als gedacht, und sie arbeiten auch ohne Kontrolle. Und dennoch sollte man die Zeit, in der vor allem Wissensarbeiter hinter ihren vier Wänden verschwinden, nutzen, um sich grundlegendere Gedanken zu machen: Wie viel Distanz kann eine Gesellschaft noch verkraften? Wer treibt diese Entwicklung voran? Und wollen wir diesen Pfad ernsthaft weiter beschreiten? Zumal Momente des Austausches und der erlebten Kooperation nicht nur im Arbeitsleben abnehmen, auch privat driften Menschen auseinander. Es ist ein dickes Brett. Von Arbeitsteilung, Marginalisierung, Outsourcing und Verlagerung ins Ausland bis hin zu Individualisierung, Vereinzelung, Vereinsamung und Segregation. »Belastbare Zahlen gibt es nicht erst seit Kurzem«, so Pfeiffer.

Der Vorschlag »mehr Home, weniger Office« mag sich für Unternehmen rein wirtschaftlich lohnen, und auch für Städte ergeben sich mitunter spannende Optionen, doch *unterm Strich braucht es nicht weniger, sondern mehr Räume, in denen sich Menschen beruflich wieder auf Augenhöhe begegnen und Kooperation direkt erleben können.*

München. Kristin Mansmann kommt gerade von ihrer Tour. Jeden **zweiten Freitag klappert sie Bauern und Bäuerinnen aus der Region ab**, um deren selbst erzeugte Produkte in den Münchner Foodhub zu bringen. Der Supermarkt, der gerade am Entstehen ist, setzt auf kooperative Selbstvermarktung. Die Lebensmittel werden direkt vom Bauern bezogen, dadurch fallen Zwischenhändler weg, und statt Kunden gibt es Mitglieder, die sich neben einer finanziellen Einlage von einmalig 180 Euro verpflichten, drei Stunden pro Monat mitzuarbeiten. Linsen abfüllen, Boden wischen, Flyer entwerfen, kassieren. »Das spart Kosten«, so Mansmann, »und dadurch können wir hochwertige, regionale Lebensmittel günstiger anbieten und auch Menschen erreichen, denen klassische Bioläden bislang zu teuer sind.« Wobei das nicht der einzige Grund ist, um den es der Gründerin geht.

Mitmachsupermärkte gibt es weltweit, und wer sich Filme über Park Slope Food Coop in New York (17 000 Mitglieder) oder La Louve in Paris (6000 Mitglieder) anschaut, versteht, dass es hier um soziale Fragen geht: Wir fordern mehr Diversität, doch wie viel Diversität halten wir tatsächlich aus? Gibt es Werte, auf die wir uns verständigen können? Wie lassen sich Grenzen überwinden? Die Mitglieder kommen nicht nur aus den unterschiedlichsten Vierteln der Städte, sie sind auch bezüglich Bildung, Beruf, Einkommen, Alter und Identität ziemlich heterogen. Jetzt ist München nicht New York – und aufgrund von extrem günstigen Lebensmitteln, die Aldi, Lidl und Penny hierzulande anbieten, werden auch künftig kaum einkommensschwache Gruppen den Weg in den Foodhub finden. Dennoch können hier Brücken gebaut werden:

- Zwischen Generationen, das jüngste Mitglied ist 16, das älteste 82 Jahre alt.
- Zwischen Menschen, die schneller lernen, und Menschen, die länger brauchen. Mansmann erzählt von einem Aldi-Manager, mit dem sie sich zu einem informellen Gespräch getroffen hat. Seine Frage: Wie wollen Sie mit Minderleistern umgehen?»Das offenbart ein gewisses Menschenbild und zeigt, wie sehr wir letztlich auf Leistung und gegenseitiges Misstrauen gedrillt sind.« Mehr Wohlwollen würde uns allen guttun und gehört für Mansmann zu den goldenen Regeln des Miteinanders.
- Zwischen Konsument*innen und Produzent*innen, zwischen Stadt und Land:»Viel Wissen ist verloren gegangen«, sagt Mansmann, wie werden unsere Lebensmittel überhaupt produziert, wie funktioniert der Handel, unter welchen Zwängen stehen Landwirt*innen? Warum sind hochwertige, regionale Lebensmittel mitunter so teuer? Warum macht Nutztierhaltung im Voralpenland Sinn?»Statt Vorwürfe braucht es Austausch.«
- Zwischen ideologischen Lagern: Initiativen wie der Foodhub ziehen auch Menschen an,»die zu bestimmten Themen eine erstaunlich starke Meinung haben«. Vegan versus Fleisch, Plastik versus Glas, verpackt versus unverpackt. Hinzu kommen nicht erst seit Corona politische Themen:»Es ist kein Geheimnis, dass im Biobereich nicht nur ›linke Weltverbesserer‹ unterwegs sind, sondern auch Menschen mit rechten Ansichten.« Wenn Mansmann mit ihren Mitstreiter*innen diskutiert, wie man sich diesbezüglich positionieren möchte, plädiert sie eher dafür, die Tür nicht sofort zuzuschlagen. Der Versuch, zu ignorieren, hat nicht funktioniert und»zu weiterer Radikalisierung geführt«.

Mansmann kommt aus der ehemaligen DDR, als die Mauer fiel, war sie 18 Jahre alt. Meinungsfreiheit, Mitsprache, sich einbringen, sich gar als selbstwirksam erleben, sind für sie keine Selbstverständlichkeit und deswegen ein hehres Gut. Was sie immer wieder erstaunt:»Wie wenig

Menschen hierzulande ihre politischen Mitbestimmungsrechte nutzen. Stattdessen ziehen sie sich in ihre Bubble zurück, schimpfen oder agieren sogar unsinnig.« Das sagt sie beispielsweise auch Eltern, die derzeit ihre Kinder ohne Maske in die Schule schicken:»Das ist in einer Demokratie nicht der richtige Weg.«

Sie selbst war 2019 beim erfolgreichen Volksbegehren »Artenvielfalt« mit von der Partie, aus dem sich wiederum die Idee für ihren Foodhub ergeben hat:»Wenn wir Bauern schon vorschreiben wollen, wie sie zu arbeiten haben, dann müssen wir ihnen auch Angebote für eine faire Vermarktung machen.« Das dauert länger, als einen Post in den sozialen Medien abzusetzen,»doch ganz ehrlich, dann hätten die allermeisten ein paar Stunden pro Woche, um sich konstruktiv zu engagieren«.

Der sofortige Lohn: *Wer sich einmal aufrafft, erblickt plötzlich ganz viele Weggefährt*innen, die bereits an einer widerstandsfähigen Wirtschaft, Politik und Gesellschaft arbeiten und sich gegenseitig boostern.*

400 Mitglieder konnte Mansmann bereits überzeugen, 400 braucht sie noch, damit die Genossenschaft dauerhaft funktioniert.

Zurück im Münchner Impfzentrum dreht Aicher seine Runden. Es besteht wie immer Redebedarf. Wenn genügend Impfstoff da wäre, würde Aicher zusammen mit anderen Hilfsorganisationen auf der Theresienwiese eine Impfstadt aufbauen.»Die Infrastruktur ist gegeben und die Zelte der Wiesnwirte liegen in irgendwelchen Lagern.«

Ressourcen nutzen, die da sind. Einfach mal machen. Kräfte bündeln – auch um Kräfte zu schonen.

Vor der Krise saß Aicher zum Ausgleich regelmäßig in der Tram. Nicht als Gast, sondern als Schaffner.»Das war schon immer mein Traum, den ich mir einen Tag vor meinem 60. Geburtstag erfüllt habe.« Vorstellungsgespräch bei der Münchner Verkehrsgesellschaft, Zusage, dreimonatige Ausbildung. Es hat schon fast etwas Meditatives, auf den Schienen durch München zu fahren, so Aicher. Das Handy ist für acht Stunden aus. Man ist nicht erreichbar. Und die Konzentration dort, wo sie hingehört: bei den Menschen, der Strecke und dem Ziel.

Immun gegen nichts
Stephan Rammler

Ich habe lange nachgedacht und muss mir am Ende eingestehen: Ich bin gegen nichts immun. Nicht gegen Keime und Kritik. Nicht gegen Klimawandel, Knallköpfe und krude Gedanken. Nicht gegen Unglück, Überheblichkeit und Unvermögen. Nicht gegen Fischtopf, falsche Freunde und Fremdscham. Ich bin aber auch nicht immun gegen Schönheit und Sonnenuntergänge, Herzlichkeit, Helligkeit und Hoffnung, Geselligkeit und gute Ideen.

Ich bin immun gegen die Immunität.

Ich glaube, das ist gut so.

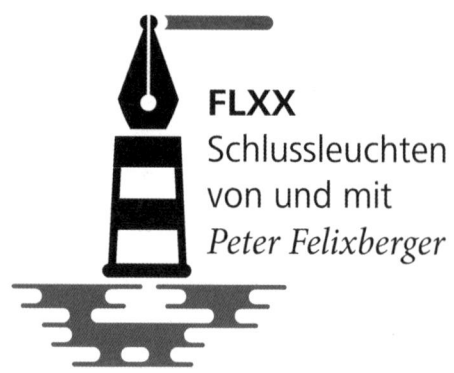

FLXX
Schlussleuchten
von und mit
Peter Felixberger

WRIRDGID
Impfen mit FLXX

Deutschland 2021. Ein kleines Land im Herzen Europas. Wirtschaftlich stark, politisch stabil, individuell überzeugend. Noch. Doch am Horizont zeichnen sich die Konturen großer Herausforderungen und Probleme ab. Bunt, schillernd, riskant, scharf, hart. Wissenschaftler, Unternehmer und Intellektuelle des Landes forschen bereits an neuen Impfstoffen, um auf die Gefahren der Zukunft besser vorbereitet zu sein und ihnen vorzubeugen. Von Herdenimmunität ist die Rede. Gegen Viruspandemien, Klimazerstörung, soziale Ungleichheit, Altersarmut, Wohlstandsverlust, Dieselautos, analoge Steinzeit, neurechtes Schwadronieren oder Volksverdummung.

Wer soll das alles stoppen? Es gibt vielleicht nur einen, den unbekannten Helden aus dem *Kursbuch*. FLXX. Im intellektuellen Untergrund debattiert man bereits, ob die FLXX-Zeitmaschine nicht in die Zukunft fliegen solle, um Keimproben und Thesenabdrücke aus der zukünftigen Wirtschaft, Politik und Alltagskultur mitzubringen. Momentaufnahmen aus den Wirklichkeitsbrüchen neuer Bedrohungen oder möglicher Krankheitsherde, aber auch aus den Chancenschaumkronen des späteren 21. Jahrhunderts. Auf deren Basis könnten neue Vakzine in der Gegenwart entstehen. Mit dem Ziel: Menschen und Systeme rechtzeitig zu impfen und zu schützen. Impfwiderstand zwecklos. Ready to go. FLXX steht bereit. Rettung naht. Die FLXX-Zeitmaschine hebt ab. Ziel: 2060. Hinein in eine turbulente Reise. Durchrütteln, schweben, sanfte Landung in einem Hologramm auf dem Berliner Tempelfeld.

Zeitsprung: 26. August 2060. Ein warmer Donnerstagnachmittag. »Was für eine Stille hier!« Farouk Abou Arbid, ein 68-jähriger libanesischer Werbegrafiker, und seine 20 Jahre jüngere deutsche Lebenspartnerin Iris Schulte genießen die Ruhe. Abseits des Berliner Stadtlärms. Berlin Tempelfeld. Viel Grün, Wanderwege, Tümpel und naturbelassene Wiesen. Ideal, um abzuschalten. Die beiden haben es sich auf ihren neuen, leicht biegsamen »Stress-ex«-Liegen gemütlich gemacht. Sie genießen die Spätnachmittagssonne, reden über die gute alte Zeit und wie sich ihre beiden so unterschiedlichen Biografien entwickelt haben. Farouk ist ein »Kreativer«, er kam als 23-Jähriger aus Beirut direkt nach Berlin, um Grafikdesign zu studieren. Seine Eltern hatten alle Ersparnisse in ihn investiert. Danach erste Jobs, »irgendwie bin ich in dieser wunderbaren Stadt hängen geblieben«. Er kennt die Berliner Agenturszene in- und auswendig, hat viel erlebt. Er war Texter, Konzeptioner, Art Director. Immer auf Achse, immer am Puls der Zeit. Mit Aufträgen aus aller Welt, und trotz hartnäckiger Konkurrenz hat er sich bis heute behaupten können. Mal fest angestellt, dann wieder freiberuflich unterwegs. »Kein Wunder«, sagt er, »Berlin ist einfach ein kreatives Pflaster. Eine Jobmaschine für die Kreativwirtschaft. Ganz ehrlich: Ich konnte mich hier entfalten wie kaum in einer anderen deutschen Stadt. Auch wenn ich zeitweise ohne Auftrag dastand. Ich hatte immer Vertrauen in diese Stadt.« In der Tat: Jeder dritte Berliner Erwerbstätige ist mittlerweile in der Kultur- und Kreativwirtschaft tätig. Allein die Filmindustrie beschäftigt heute über 100 000 Mitarbeiter und ist in Europa führend. Dazu noch die Gaming-Szene, in der momentan über 20 Milliarden Umsatz erzielt wird. Übrigens mehr als alle Buch- und Zeitschriftenverlage miteinander, die nur noch eine mediale Randnotiz sind.

Farouk und Iris blicken hoch. Im Hologramm etwa 200 Meter von ihnen entfernt landet die FLXX-Zeitmaschine. Ein kleiner, drahtiger Mann entsteigt der Kapsel. FLXX wäre jetzt genau 100 Jahre alt. Seit Tagen berichten die Medien darüber. Ein Spektakel. Ein 60-Jähriger hat sich knapp 40 Jahre in die Zukunft gebeamt. FLXX stellt sich den Medienvertretern, die ihn herzlich willkommen heißen.

»Woher kommen Sie?« Ich stehe vor einem Rednerpult. Was soll ich sagen? »Guten Tag. Mein Name ist FLXX. Ich komme aus dem Jahr 2021.« »Oh«, raunt es aus der Journalistenmeute, »die dritte Welle der Coronapandemie. Harte Zeiten.« Alle Blicke sind erwartungsvoll auf mich gerichtet. »Meine Damen und Herren, darf ich mich kurz vorstellen. Genau heute feiere ich meinen 100. Geburtstag. Ich wurde am 26. August 1960 in Landshut geboren. In Niederbayern, abseits der Weltpolitikpfade. In der Provinz. Früher hießen wir Babyboomer, unsere Eltern waren die letzten demografischen Wunderkinder. Dreikinder-Familien waren damals durchaus üblich. In den Reihenhäusern der Vorstädte wuchsen wir heran und wurden im Bildungsfahrstuhl nach oben gehievt. Egal, ob unsere Eltern arm oder reich waren. Wir konnten frei studieren, ohne Studiengebühren und reglementierte Studiendauer.« Wer will das wissen, frage ich mich plötzlich.

Im Hologramm tauchen unterdessen neue Bilder aus dem Hier und Jetzt auf. Meine Frau Angelika, 98 Jahre alt, und ich. Hurra, wir leben noch! Wir blicken gemeinsam aus der Zukunft in die Zukunft. Unser Job: Wir beraten Menschen. In unserem kleinen Büro in Berlin-Mitte. Rosenthaler Platz. Heißt heute BioNTech-Kreisel. Wir empfehlen offenbar Menschen, worauf es im Job ankommt und wie man eine Geschäftsidee in Schwung bringt. Darüber hinaus beraten wir ältere Menschen, wie sie ab 60 weiter einer sinnvollen Tätigkeit nachgehen können. Bezahlt werden wir direkt vom Future-Work-Ministerium, Abteilung Life Career. Meine Stimme als 100-Jähriger ist aus dem Holo-Off zu hören.

»Kennen Sie noch die Rente?«, frage ich in die Runde. Überwiegend Kopfschütteln, mit dem Begriff können nur noch die wenigsten etwas anfangen. Im Geschichtsunterricht in der Schule wird er manchmal noch erwähnt. Ich fahre fort, mitten aus der Zukunft sprechend:»Rente war früher eine Art Versprechen zwischen den Generationen. Nach dem Motto: Arbeite fleißig ein Leben lang, dann kannst du dich ab 65 in den Ruhestand begeben, mit monatlicher finanzieller Unterstützung der nächsten Generationen. Vorher hat man ein Arbeitsleben lang auf das große Rentenkonto einbezahlt, mit dem die jeweiligen Alten alimentiert wurden.«

Die Journalisten kichern. Sie wissen natürlich: Das Rentensystem ist in Deutschland im Jahr 2033 zusammengebrochen. Ich drehe meine aktuelle Simultanstimme ab und rede vom Pult aus live weiter. Die Journalisten drehen ihre Köpfe zu mir herüber.»Ich kann mich gut erinnern. Es war ein schwüler Augustabend, als die damalige Bundeskanzlerin Marie Meyerling eine Erklärung an die Nation abgab. Sie begann mit einem historischen Zahlenvergleich. ›Ein 1935 Geborener, der in seinem Leben rund 90 000 Euro in die gesetzliche Rentenversicherung einbezahlt hatte, erhielt ab dem Jahr 2000 knapp 170 000 Euro an Rentenleistungen. Eine Rendite von mehr als drei Prozent. Wer dagegen 2015 in Rente ging, musste sich mit nur noch einem Prozent zufriedengeben. Wer heute die Rente antritt, hat eine Minusrente.‹ Außerdem hatte die Inflation dafür gesorgt, dass die einbezahlten Rentenbeiträge der Rentner nur noch halb so viel wert waren. Und dann kam dieser Satz, mit dem Meyerling in die Geschichte einging: ›Daher sehen wir uns gezwungen, das zu tun, was vorhergehende Politikergenerationen sich nie getraut haben. Wir schaffen die Rente ab!‹ Ich kann mich noch genau erinnern: In den folgenden Tagen und Wochen lastete eine bleierne Schwere auf dem Land. Auch meine Frau und ich, damals 71 und 73 Jahre alt geworden, mussten von einem Tag auf den anderen umplanen. Inflationsbereinigt hatten wir sowieso nur noch ein Rentenniveau von 800 Euro. Welch ein Glück, dass wir ab 2032 das Angebot eines Jobcenters in Berlin-Mitte wahrgenommen hatten, freiberuflich Karriereberatung für Menschen im Arbeitsleben anzubieten. Der Einschnitt war für uns deshalb nicht so hart wie für Millionen unserer Babyboomer-Kollegen, die von einem auf den anderen Tag von Altersarmut bedroht waren.«

»Und heute?«, frage ich die Journalisten. Mittlerweile wird die Pressekonferenz mit mir als dem Alien aus der Vergangenheit von allen wichtigen Sendern live übertragen. Eine ältere Journalistin steht auf und beginnt zu reden. »Natürlich war der Rentenkollaps ein einschneidendes gesellschaftliches Ereignis, und ich kenne die TV-Dokus mit den Massendemonstrationen in den Großstädten gegen Sozialabbau. Ebenso die Hysterie in den rudimentären elektronischen Zeitungen, Internetblogs und sozialen Netzen. Dennoch ging gleichzeitig ein Ruck durch das Land. Die Alten mussten sich wieder stärker selbst organisieren, ihr Schicksal in die eigene Hand nehmen. Und sich gegenseitig unterstützen. Da half es natürlich, dass Beratungsberufe schon in den Jahren zuvor zur wichtigsten Stütze in der Arbeitswelt geworden waren. Dort konnten die Alten ihr Erfahrungswissen einbringen. In den drei Jahrzehnten bis 2060 hat sich die Arbeitswelt stark gewandelt. Zwei große Themen haben sich in diesem Zeitraum herausgeschält. Einmal das sogenannte Small Business und zum anderen die längst etablierte Economics of Regions. Man muss sich die Vergleichszahlen vor Augen führen, um die gesellschaftliche Bedeutung dieses Wandels zu begreifen. 2010 hatten sich hierzulande 900 000 Personen selbständig gemacht. Dies entsprach einer Gründerquote von 1,7 Prozent (Anteil der Gründer an der Bevölkerung im erwerbsfähigen Alter). 2030 waren es bereits vier Millionen Menschen. Und heute? Bei einer erwerbsfähigen Bevölkerung von 20 Millionen Menschen sind mehr als zehn Millionen selbständig.«

Ich kann es kaum glauben. Wenn das die Menschen im Jahr 2021 wüssten? Nur noch halb so viele Erwerbstätige und davon die Hälfte gar nicht mehr angestellt, sondern solo-selbständig. Ich mache mir Notizen: 1. Die Deutschen schrumpfen. 2. Die Alten müssen sich selbst finanzieren. 3. Über die Hälfte der Erwerbstätigen sind selbständig. Erste Impfdosis mit der mRNA aus **WRI**-Proteincodes (**W**eniger, **R**iskanter, **I**ndividueller).

Iris nickt zustimmend. Sie und Farouk beobachten jetzt intensiv die Hologramm-Liveübertragung. Die Lehrerin hat Farouk vor einigen Jahren auf einer Demo kennengelernt. Es ging gegen einen »Deutschland den Deutschen«-Aufmarsch rechtsextremer Splittergruppen. Ein gesellschaftliches Problem, das bis heute nicht verschwinden will. Hintergrund: 2010 lebten hierzulande etwa 15 Millionen Nicht-Deutsche. Heute sind es 24 Millionen, also ein Drittel der gesamten Bevölkerung. Insbesondere um 2030 kam es zu größeren Zuwanderungswellen. Besonders in Berlin, der multikulturellsten Hauptstadt Europas, noch vor London und Wien. Iris kennt das Problem auch aus beruflicher Perspektive. Sie ist Lehrerin an einer Gesamtschule in Neukölln, wo besonders viele Migrantenkinder leben. Eine Lehrerin ohne Beamtenstatus, denn Vollzeitbeamte bis zur Rente gibt es im Schuldienst schon seit 2031 nicht mehr. »Seit Jahrzehnten will man das Problem lösen, sozial- und bildungsschwache Kinder besser auszubilden und höher zu qualifizieren für den Arbeitsmarkt. Besonders natürlich ausländische Kinder.« Nicht viel hat sich geändert. Wer arm und sozial schwach ist, bleibt es meistens ein Leben lang. »Wer aber wie du, Farouk, eine gute Ausbildung genossen hast, leistungsbereit, aufstiegswillig und flexibel war, hatte in Deutschland in den letzten zwei Jahrzehnten einfach erstklassige Chancen. Erinnere dich nur, wie sehr der Fachkräftemangel in Deutschland beklagt wurde und wie froh man war, als Ausländer mit guten Perspektiven in die Bresche gesprungen sind.«

»Ja schon, aber Berlin ist eben traditionell eine weltoffene Stadt. Übrigens auch in anderer Hinsicht: Neonazis bringen hier kein Bein auf den Boden, was in vielen Teilen Ostdeutschlands allerdings ziemlich übel ist«, erwidert Farouk. Iris erinnert sich sofort, wie sich 2037 einige Dörfer in Brandenburg zu »ausländerfreien Gemeinden« ausriefen. Und der unterschwellige Applaus in einigen Zeitungen ist ihr auch schaudernd in Erinnerung geblieben. »Berlin ist einfach eine Insel der Vielfalt. Schau dir doch einfach mal an, wie viele Familienformen es hier gibt«, sagt Farouk. In der Tat: Berlin ist einerseits die Stadt der kinderlosen Paare, die beruflich erfolgreich sind. Double income, no kids! Und andererseits die Stadt kinderreicher Eltern, Stichwort: Vier-Generationen-Familie, die häufig in räumlicher Nähe zueinander wohnen und sich gegenseitig helfen, wo immer sie können. Was bei einkommensschwachen Schichten, die ihre Erziehung nicht an Betreuungspersonal delegieren können, auch nötig ist. Im Hologramm geht die Diskussion mit mir weiter.

Ich notiere mir gerade die nächsten Proteincodes. Es geht um die Regionalisierung von Wirtschaft. Gemeint ist die zunehmende Lokalisierung von Wirtschaft jenseits der Globalwirtschaft. Und andererseits die zunehmende Bedeutung der Dienstleistungswirtschaft.»Ich erinnere mich«, erläutere ich,»noch an 2010. Ein starker industrieller Kern nährte damals den Dienstleistungssektor. Mit dem Ergebnis: Die eingekauften Dienstleistungen ergaben fast ein Drittel der gesamtwirtschaftlichen Wertschöpfung in Deutschland.« Ein Journalist hebt die Hand und sagt:»Hier liegt des Pudels Kern, wenn wir auf das Wirtschaftsleben in Deutschland blicken. Knapp drei Viertel aller Dienstleistungen sind im Jahr 2060 produktionsnah. Die Dienstleistungswirtschaft ist Wirklichkeit geworden.« Die nächsten Proteincodes für die mRNA lauten **RD** (**R**egionaler, **D**ienstleistungsorientierter). Zusammengebaut **WRIRD**.

Ich frage weiter nach. Ist Deutschland 2060 noch ein Innovationsland oder eine Kolonie der Chinesen? Ein bekannter Zukunftsblogger aus Berlin meldet sich zu Wort:»Heute hat jedes Land in Europa einen sogenannten Innovationskern. Jedes Land ist, wenn man alte Begriffe heranziehen will, zuständig für mehrere Schlüsselindustrien. Deutschland beispielsweise hat die Schwerpunkte Klima- und Umwelttechnik sowie Gesundheitswirtschaft. Hintergrund: 2042 beschloss die europäische Regierung in London, dass eine gemeinsame visionäre Ausrichtung des gesamten Wirtschaftsgeschehens vorgenommen werden sollte. Europa nahm sich damals vor, die drängenden Probleme der Menschheit wie Umweltzerstörung, Energieversorgung, Armut und Klimawandel ernsthaft zu lösen. Jedes Land bekam bestimmte Branchen zugeordnet. Ganze Wirtschaftszweige sollten sich dem Motto unterordnen: Gutes tun und davon ökonomisch profitieren.«

Ein Werbefilm wird im Hologramm gezeigt. Der FLXX-Besuch ist unter anderem von Klimapolis gesponsert. Es folgt ein Werbefilm. Klimapolis ist ein riesiges Forschungszentrum im Süden Münchens. Dort trifft eine Universität von Weltrang auf risikobereite Anleger, eine offene und lebenslustige Kultur und eine erstklassige Infrastruktur. Auf der einen Seite werden weltbekannte Wissenschaftler angeworben und mit allen Mitteln ausgestattet, die sie brauchen, um die besten Lösungen zu finden. Auf der anderen Seite soll vor Ort eine Generation einheimischer und eingewanderter Deutscher ausgebildet werden, die die hoch spezialisierte Arbeit erledigt und weiterentwickelt. Klimapolis führt Talente aus der ganzen Welt zusammen – und damit unterschiedliche Sichtweisen – und achtet darauf, dass die Toleranz gegenüber fremden Kulturen großgeschrieben wird: Jede der Spitzenkräfte soll sich wohlfühlen. Spotende.

Angelika und ich werden im Hologramm wieder sichtbar. Zeitsprung 2060. Unser Bürohaus in der Zehdenickerstraße, Nähe BioNTech-Kreisel, ploppt auf. Im ersten Stock links hat die kleine Organisation »Hier sitzt die Mitte« Quartier genommen. Wir mögen diese jungen Leute, die eine Art moderne Nachbarschaftshilfeagentur betreiben. Das Prinzip ist einfach: Wer im Viertel wohnt, ist über ein Mobile Device rund um die Uhr mit dem Büro verbunden. Jeder kann sich in Sachen lokaler Alltag und Lebensführung an die Organisation wenden und Informationen einholen. Gerade vergangene Woche hatten wir in unserer Wohnung einen Wasserschaden. »Hier sitzt die Mitte« holte Angebote ein, bewertete sie, und am Abend konnten Angelika und ich den kleinen Solution-Film anschauen. Er erklärte uns das Problem, schlug unterschiedliche Lösungen vor. Wir mussten nur noch ankreuzen, wer den Reparaturauftrag bekommen sollte. Der Service ist übrigens kostenlos, dafür aber gnadenlos kritisch. Finanziert wird er durch eine Lokalsteuer.

Rechts im ersten Stock lebt und arbeitet Peter Fox, ein Nigerianer, der nach dem Studium in Berlin kleben blieb. »Deutschland und seine Unternehmen müssen sich systematisch mit dem Wissenskapital in den Köpfen der Menschen beschäftigen. Sonst wird das nichts mit der Wissensgesellschaft«, gab er schon 2040 als Dozent seinen Studenten mit auf den Weg. Heute erstellt Fox Wissensbilanzen für Unternehmen. Diese sind laut Bilanzierungsgesetz aus dem Jahr 2045 für alle Selbständigen im Land vorgeschrieben. Seitdem müssen Firmen nicht nur die materiellen Aktiva, sondern auch ihr immaterielles Kapital bilanzieren. Wissenskapital wurde mit dem Finanzkapital gleichgestellt. Mittlerweile erstellen alle Länder in Europa nationale Wissensbilanzen. Deutschland ist von seiner Bevölkerungsstruktur her längst ein internationales Land. »Wenn ich mich richtig erinnere«, sagt Farouk auf der Liegewiese, »war es 2051, als zum ersten Mal mehr Nichtdeutsche als Deutsche hier lebten. Gemeint sind damit Ausländer ohne deutsche Staatsangehörigkeit sowie eingebürgerte Ausländer. Diese Vielfalt hat die Lebensqualität in diesem Land sehr bereichert.« Iris nickt zustimmend. »Die Deutschen haben in den vergangenen Jahrzehnten von nichts mehr profitiert als von der Internationalisierung ihrer Bevölkerung. Wenn ich in Mitte spazieren gehe, kann ich afghanisch essen, chinesische Ärzte aufsuchen oder das neue Museum für zeitgenössische afrikanische Kunst besuchen. Auch die Unternehmen profitieren, seit sie Mitarbeiter aus jenen Ländern beschäftigen, mit denen sie Geschäfte machen und die die Kultur dahinter wirklich kennen. Vorbei die Zeiten also, als Ausländer und Migranten in prekäre Arbeitsplätze und Arbeitslosigkeit abdrifteten.« Farouk hat Hunger.

Gerade hat sich auf der Wiese eine holografische Bildwerbefläche etwa 50 Meter neben ihnen aufgeklappt. Im Mittelpunkt steht eine virtuelle Speisekarte, aus der man etwas bestellen kann. Farouk tippt auf seinem All-in-one-Device eine Currywurst und eine Apfelschorle ein. »Magst du etwas essen?«, fragt er Iris. »Ich nehme auch die gute, alte Currywurst. Dieser neumodische Synthetikschnickschnack ist doch furchtbar. Vor allem diese Fleisch- und Fischersatzprodukte, die seit Jahren bei den Kids so beliebt sind. Igittigitt!« Iris arbeitet an einer der Privatschulen, die im Vergleich zu den staatlichen Schulen neuerdings wieder eine erhebliche Nachfrage nach Lehrern haben. Im Moment sogar mehr als je zuvor. Hintergrund: Die leistungs- und sozial starken Milieus in Berlin misstrauen vielfach den staatlichen Bildungseinrichtungen. Der Markt privater Bildungsträger hat sich in den letzten 20 Jahren rasant entwickelt. Neulich hat Iris mit einer Kollegin aus Marzahn-Hellersdorf gesprochen. Diese hatte ihr erzählt, dass die Zahl der unter 19-Jährigen in den letzten 40 Jahren um 64 Prozent abgenommen habe. »Die Deutschen werden weniger und älter«, hatten Zukunftsreports bereits in den 2010er-Jahren fast gebetsmühlenartig prophezeit. Ein Fahrradkurier bringt gerade die Essensbestellung vorbei. Natürlich bezahlt Farouk mit seinem Armbandchip. Bargeld hat er so gut wie nie dabei, das wäre viel zu gefährlich, wenn es jemand sehen würde. FLXX wird langsam unruhig. »Noch ein Thema, bitte, dann muss ich wieder los«, rufe ich den Journalisten zu und fahre fort: »Sie hatten vorher erwähnt, dass Deutschlands Innovationskern als dritte Grundprogrammierung die Gesundheit hätte. Okay, wir hatten damals in der Coronapandemie mit BioNTech auch einen Big Player. Wie ist das weitergegangen?« Bei dieser Frage schnellen die Arme der Journalisten hoch. Eine bekannte TV-Medizinjournalistin beginnt zu erwidern: »Der ganz große Changemaker ist das Krebsmedikament, das der indische Wissenschaftler Vijad Nadihprai entwickelt hat. Sein Mittel VDC-1 wirkt wie ein Virostatikum. Es verhindert das Wachstum der befallenen Zellen, und der Tumor bildet sich beschwerdefrei zurück. Allein die vergangenen 20 Jahre waren, was den Medizinfortschritt betrifft, ein außergewöhnliches Zeitalter. Sogar der einfache Schnupfen, gegen den Jahrhunderte kein Kraut gewachsen war, ist keine Last mehr. Der brasilianische Pharmazeut Gomes da Costa hatte 2055 aus einer Regenwaldpflanze einen chemischen Stoff synthetisiert, den man heute bequem als Spray bei den ersten Anzeichen anwenden kann. Und BioNTech ist längst der weltweit größte Hersteller von Impfstoffen gegen die seit 40 Jahre lauernden Coronamutanten geworden.« Ich kann es kaum glauben. Ein Hundertjähriger wie ich muss nicht mehr als gebrechlicher Greis herumlaufen. Meine Lebenserwartung, das würde mein jährlicher Check-up im Jahr 2060 diagnostizieren, beträgt 117 Jahre. Bei meiner Frau sind es 123 Jahre. In unserer Jugend waren das gerade einmal 74 Jahre bei Männern und 80 Jahre bei Frauen. Ein Neugeborenes hat heute eine Lebenserwartung von 140 Jahren. Die Medizinjournalistin bilanziert:»Deutschland ist in Europa das Gesundheitsland Nummer eins.«

»Weißt du, was ich gestern in meinem täglichen ›Personal Media Summary‹ gelesen habe?« Farouk klickt auf dem Bildschirm seines All-in-one-Devices.»Immer mehr über 80-Jährige leben in Berlin. Die Zahl der Altenpflegeheime hält nicht mehr mit. Besonders in den östlichen Außenbezirken: Marzahn-Hellersdorf, Köpenick und Pankow. Selbst in Berlin-Mitte altert die Bevölkerung. Das hätte ich nicht gedacht.«

»Was macht eigentlich dein afrikanischer Freund Anthony aus Ghana? Arbeitet der nicht in dem Biotechnologiecluster in Spandau? Der ist doch auch schon über 65, oder?« Farouk überlegt kurz.»Ja, er ist 67. Promovierter Pharmazeut. Ich weiß noch, wie er mir schon vor 20 Jahren von der Zukunft der Berliner Cluster vorgeschwärmt hat«, antwortet Farouk. Und in der Tat hatte der Berliner Senat bereits sehr viel früher, vor mehr als 40 Jahren, die Weichen gestellt. Damals wurde eine clusterorientierte Wirtschaftspolitik festgelegt. Mit den Schwerpunkten Gesundheits-, Verkehrs- und Kreativwirtschaft.»Heute ist das Berliner Biotechnologie/Pharma-Cluster Berlins in Europa führend. Da sieht man, was langfristige Planung alles bewirkt. Hätte man den Politikern damals gar nicht zugetraut, oder?« Farouk lächelt.

Es wird langsam dunkel. Farouk und Iris räumen zusammen, schwingen sich auf ihre alten E-Bikes (Antiquitäten, Baujahr 2046) und fahren los. In der Torstraße schwenken sie in die E-Bike-Spur ein. Ein E-Band am Rande der Straße versorgt den Elektromotor mit Strom, eine Chipkennung rechnet den verbrauchten Strom in Echtzeit ab. FLXX ist müde geworden. Er hat seine letzten Proteincodes in die mRNA seines Impfstoffs eingebaut: **GID: G**esünder, **I**nternationaler, **D**iverser. Langsam gleitet die FLXX-Zeitmaschine wieder zurück ins Jahr 2021. Er schläft ein, während die Zeitmaschine durch vier Jahrzehnte brettert. Zu Hause warten sie schon auf ihn. Und den kompletten Impfstoff für die Zukunft: **WRIRDGID**.

Die Autorinnen und Autoren

Petra Bahr, geb. 1966, ist Theologin und seit 2017 Regionalbischöfin der Evangelisch-lutherischen Landeskirche Hannovers. Im April wurde sie zum Mitglied des Deutschen Ethikrates gewählt, unter anderem mit den Schwerpunkten gesellschaftlicher Zusammenhalt und Teilhabe. Zuletzt erschien *Wie viel Religion verträgt unsere Gesellschaft?*

Udo Di Fabio, geb. 1954, ist Professor für Öffentliches Recht an der Rheinischen Friedrich-Wilhelms-Universität Bonn (Abteilung Staatsrecht), Gründungsdirektor des Forschungskollegs normative Gesellschaftsgrundlagen und Mitherausgeber der Fachzeitschrift *Archiv des öffentlichen Rechts*. Von 1999 bis 2011 war Di Fabio Richter des Bundesverfassungsgerichts im zweiten Senat. Im September erscheint seine *Coronabilanz*.

Lily Felixberger aka **Lily Lillemor**, geb. 1992, ist DJ, Veranstalterin und Kuratorin in München. Mit dem queer-feministischen Kollektiv WUT setzt sie sich für mehr Sichtbarkeit von Frauen* in der elektronischen Musikszene ein. Außerdem betreibt sie (im Leitungsteam) das Import Export, eine soziokulturelle Begegnungsstätte in München.

Peter Felixberger, geb. 1960, ist Herausgeber des *Kursbuchs* und Programmgeschäftsführer der Murmann Publishers. Seine Bücher erschienen bei Hanser, Campus, Passagen und Murmann. Dort auch sein wichtigstes: *Wie gerecht ist die Gerechtigkeit?*

Birte Förster, geb. 1973, ist Akademische Oberrätin an der Universität Bielefeld mit Schwerpunkt Globalgeschichte, Dekolonisierung und Nationalismusforschung. Förster schreibt regelmäßig für die *Frankfurter Allgemeine Zeitung* und die *Süddeutsche Zeitung*. Zuletzt erschien *1919. Ein Kontinent erfindet sich neu.*

Juliane Junge-Hoffmeister, geb. 1970, leitet in Dresden die Mutter-Kind-Tagesklinik der Poliklinik für Psychotherapie und Psychosomatik. Sie hat in Berlin und Dresden Psychologie studiert und an der Stanford University in Kalifornien geforscht.

Martina King, geb. 1962, ist Professorin am Lehrstuhl für Medical Humanities an der Universität Fribourg und setzt sich dort für ein neues, transdisziplinäres Verständnis der Medizin ein. Sie selbst hat in Literaturwissenschaften und Medizin promoviert sowie in Germanistik und Medizingeschichte habilitiert. Im September erscheint *Das Mikrobielle in der Literatur und Kultur der Moderne. Zur Wissensgeschichte eines ephemeren Gegenstands.*

Kurt Kister, geb. 1957, ist Publizist, Autor und leitender Redakteur der *Süddeutschen Zeitung*, zuvor war er neun Jahre lang Chefredakteur des Blattes. Für seine journalistische Arbeit wurde er mehrfach ausgezeichnet.

Michael Leitl, geb. 1967, ist Innovationsexperte in Theorie und Praxis. Er arbeitet als Wirtschaftsredakteur beim *Harvard Business manager* und als Innovationsmanager beim Spiegel-Verlag.

Heike Littger, geb. 1969, ist freie Journalistin, Autorin und Buchlektorin. Zuvor Redakteurin und Ressortleiterin bei der *Süddeutschen Zeitung, Max, enorm* und dem Online-Magazin *changeX*.

Käte Meyer-Drawe, geb. 1949, ist Professorin für Erziehung und Erziehungswissenschaften an der Ruhr-Universität Bochum. Ihr besonderes Interesse gilt der Frage, wie Lernen funktioniert. 2015 wurde sie in die Nordrhein-Westfälische Akademie der Wissenschaften und der Künste gewählt.

Armin Nassehi, geb. 1960, ist Soziologieprofessor an der Ludwig-Maximilians-Universität in München und Herausgeber des *Kursbuchs*. Zuletzt erschien *Muster. Theorie der digitalen Gesellschaft.*

Philipp Osten, geb. 1970, leitet das Institut für Geschichte und Ethik der Medizin sowie das Medizinhistorische Museum am Universitätsklinikum Hamburg-Eppendorf. Zu seinen Forschungsschwerpunkten gehören unter anderem Krankheitsprävention und ethische Fragestellungen in der Humangenetik.

Barbara Prainsack, geb. 1975, ist Professorin am Institut für Politikwissenschaften an der Universität Wien, davor lehrte sie am King's College London. Zudem berät sie die Europäische Kommission zur Ethik neuer Technologien und ist Mitglied der britischen Royal Society of Arts der Academia Europaea. Zuletzt erschien *Vom Wert des Menschen. Warum wir ein bedingungsloses Grundeinkommen brauchen.*

Stephan Rammler, geb. 1968, ist Wissenschaftlicher Direktor des Instituts für Zukunftsstudien und Technologiebewertung Berlin. Zuletzt erschien *Der blinde Fleck der Digitalisierung. Wie sich Nachhaltigkeit und digitale Transformation in Einklang bringen lassen* (zusammen mit Felix Sühlmann-Faul).

Josef Reichholf, geb. 1945, ist Zoologe und gehört zusammen mit Bernhard Grzimek und Horst Stern zu den Gründungsvätern des heutigen Bundes für Umwelt und Naturschutz Deutschland (BUND). Zuletzt erschien *Der Hund und sein Mensch. Wie der Hund sich und uns domestizierte.*

Jan Schwochow, geb. 1968, ist freier Infografiker, Journalist und Publizist. Sein Handwerk lernte er bei den Magazinen *stern* und *Max* sowie der Berliner Agentur KircherBurkhardt. Bis 2019 Gründer und Leiter der Agentur Golden Section Graphics in Berlin (heute Sapera). Zuletzt erschien *Die Welt verstehen mit 264 Infografiken.*

Hermann Unterstöger, geb. 1943, ist Journalist und schreibt seit 1978 für die *Süddeutsche Zeitung*. Am liebsten setzt er sich mit Innenpolitik, Sprache und der bayerischen Kultur auseinander. Zuletzt erschien *Männer, die auf Diven liegen. Vergnügliches aus dem Sprachlabor.*